JN009255

症例でわかる東洋医学
読体術

8つの体質と漢方薬活用

仙頭正四郎

農文協

はしがき

本書は、1998年発行『読体術——自分でできる東洋医学の健康診断』（小学館）、同内容に病気治療の考え方を追加して2005年に発行した『東洋医学で自己診断　読体術　体質判別・養生編』『東洋医学で病気に克つ　読体術　病気診断・対策編』（農文協）の趣旨を引き継ぎ、体質タイプ別の治療実例や漢方薬との相性などの観点を新たに付け加えて、再度発行するに至りました。

初版発行の頃を想えば、現在は東洋医学の概念は広く世の中に浸透し、テレビコマーシャルに漢方薬が登場する機会は格段に増えました。医療現場でも現代医学の治療ではなかなか改善しない病気に対して、保険診療で漢方薬が多く処方されるようになりました。

その一方で、東洋医学の考えを背景におかず、西洋薬と同じ扱いで保険適用病名や症状だけで漢方薬が選択されるケースも多くなっています。また、薬だけではない東洋医学の叡智の本質が、ないがしろにされていないかという懸念も大きくなりました。

そこで、東洋医学の視点から自分の身体を知り、自分と向き合う同じ眼で生活、食材、病気と向き合うことで、自分に合った生活を手に入れてもらえるよう、今一度「読体術」を世に送り出します。

本書では、市販の漢方薬や病院から処方された漢方薬が、自分の体質に合っているかどうか簡単にわかる方法の提案もしました。そのことで納得し、安心して漢方薬を飲めば、漢方薬の効果を高めるだけでなく、不適切な選択による副作用や悪影響も避けられます。

本書は一般読者にだけでなく、漢方薬を扱う医療者にも、診療の現場で使っていただける内容としてお勧めします。体質判別チャートや処方の体質別適合一覧は、診断や処方選択のツールとして即活用できます。実症例の記述は、漢方診療の指針や基礎を学ぶ機会として大いに役立つと自負しています。

本書が、自分の身体を知ることで自分の身体の声と向き合い、身体が喜ぶ生活に変える良い機会になることを期待します。

仙頭正四郎

目次

[4]「津液」の視点から病を診る ……117

1章 「読体術」の目指すもの

東洋医学理論を活用して身体のバランス状態を判別することで、自分の「体質」を鑑別する方法を本書で提供します。「体質を読む」という意味からその方法を「読体術」と名付けました。さて、自分の「体質」を鑑別する理由は、いったい何でしょう? ただの面白半分ではありません。

生物は、自分の身体を育てる成長力、身体を良い状態に保つ自己調整力、身体に生じた問題を解決する自己治癒力、身体に侵入しようとする外敵と戦う免疫力など、もともと身体に備わっているいろいろな生命力を駆使して元気に活動しています。その種々の生命力の様子は、身体の事情や生活環境の影響によってひとりひとり異なっています。その違いが「体質」として身体の傾きになり、同じ環境で生活しても病気になる人とならない人、花粉やウイルスにさらされても発症する人と発症しない人の違いを生んでいます。

自分自身の身体の傾きを知ることで、自分がなりやすい病気を知り、生活のどんなことが自分の身体をいじめたり助けたりするのかを知り、食材との相性を知り（ついでに本書では、もらった漢方薬との相性もわかるようにしました）、どんな生活をすれば身体が喜ぶのかを考えることが「読体術」の目的です。

一方、現代社会は個人の視点よりも集団の視点が優先されています。医療の世界でも、だれにでも効く薬や等しく効果がある効率の良い治療法を求めています。個人差を考慮した治療法や薬の開発は効率が悪いのです。しかし現実には、そうした治療法や薬では解決できないたくさんの病気があり、病気のなりやすさや治療効果に個人差があるのもまた事実です。病気や外敵と最後に直接向き合うのはひとりひとりの身体の力ですから、薬や生活の働きかけが身体の傾きに合っていないと、思うように結果が出なくても不思議ではありません。東洋医学はひとりひとりの身体の違いを重視した医療です。もともと持っている身体の力をいかに引き出し育てるかを考える医学です。その考え方を汲み上げて考案したものが「読体術」です。種々の難病や新型コロナウイルス感染症のような治療法を見つけにくい病気や新たな感染症に対して、薬や治療に頼らなくても、自分の身体の力を発揮して自己治癒力や免疫力を育てて引き出す生活の取組みの提言にも「読体術」はつながります。

自分の体質を鑑別していきいきと生きる毎日は、生命力のゆとりにつながり、その瞬間をいきいきと生きるだけでなく、その時を紡ぐことで、長く健やかに老いる人生「ウエル・エイジング」を手に入れることにつながります。これこそが「読体術」の目的です。

旧版の「読体術」の書籍では、今ほど東洋医学が注目されていなかったこともあって、体質鑑別を機会に、東洋医学をもっと知ってもらおうと、背景にある考え方や用語についても詳しくご紹介してきました。しかし、今では東洋医学もよく知られるようになりましたし、拙著『漢方で免疫力をつける　ウイルス対策からウエルエイジングまで』（２０２０年、農文協）の中で基礎知識のほか、いろいろなことを紹介していますので、本書では、体質鑑別に関わる話に絞った内容としました。東洋医学に興味を持たれた方や本書の理解を深めるためにも、そちらもぜひご参考にお読み下さい。

2章 「読体術」の身体のとらえ方

東洋医学の視点から身体の状態を判断する際に、土台となる考え方のひとつに「陰陽のバランス」があります。

「陽」とは自然界では「火」に代表されるような動きや熱の性質を示す概念で、人でいえば身体の活動レベルや機能状態を意味します。元気や興奮など生命力の活発な状態や力強さに関係する概念です。「陽」が不足するとさまざまな機能低下や寒がりの「陽虚証《ようきょしょう》」の状態になり、過剰だと機能が亢進したり暑がりの「陽実証《ようじつしょう》」の状態になったりするといった、活動レベルに現われる体質の傾向が生まれます（14頁の図）。

「陰」は自然界では「水」に代表されるような重さや潤いの性質を持った物質や量を示す概念で、人でいえば身体の構造物の太さや豊かさに関係する概念です。「陰」が不足すると痩せ形や乾燥気味の「陰虚証《いんきょしょう》」の状態になり、過剰だと肥満体型やむくみの「陰実証《いんじつしょう》」の状態になるといった、形に現われる体質の傾向が生まれます。「陰」は物質だけでなく活動や機能に対しても、燃料となって活動を支えたり、ゆったりと鎮まった穏やかな状態にしたりする役目もあり、その不足や過剰で、不安や不眠になったり、身体の重だるさ、息切れなど、機能的な症状も左右します。

1　陰と陽のアンバランス

陰陽のバランスが崩れた結果、相対的に陰が陽よりも盛んな状態を「陰証《いんしょう》」、相対的に陽が陰よりも盛んな状態を「陽証《ようしょう》」ととらえます。

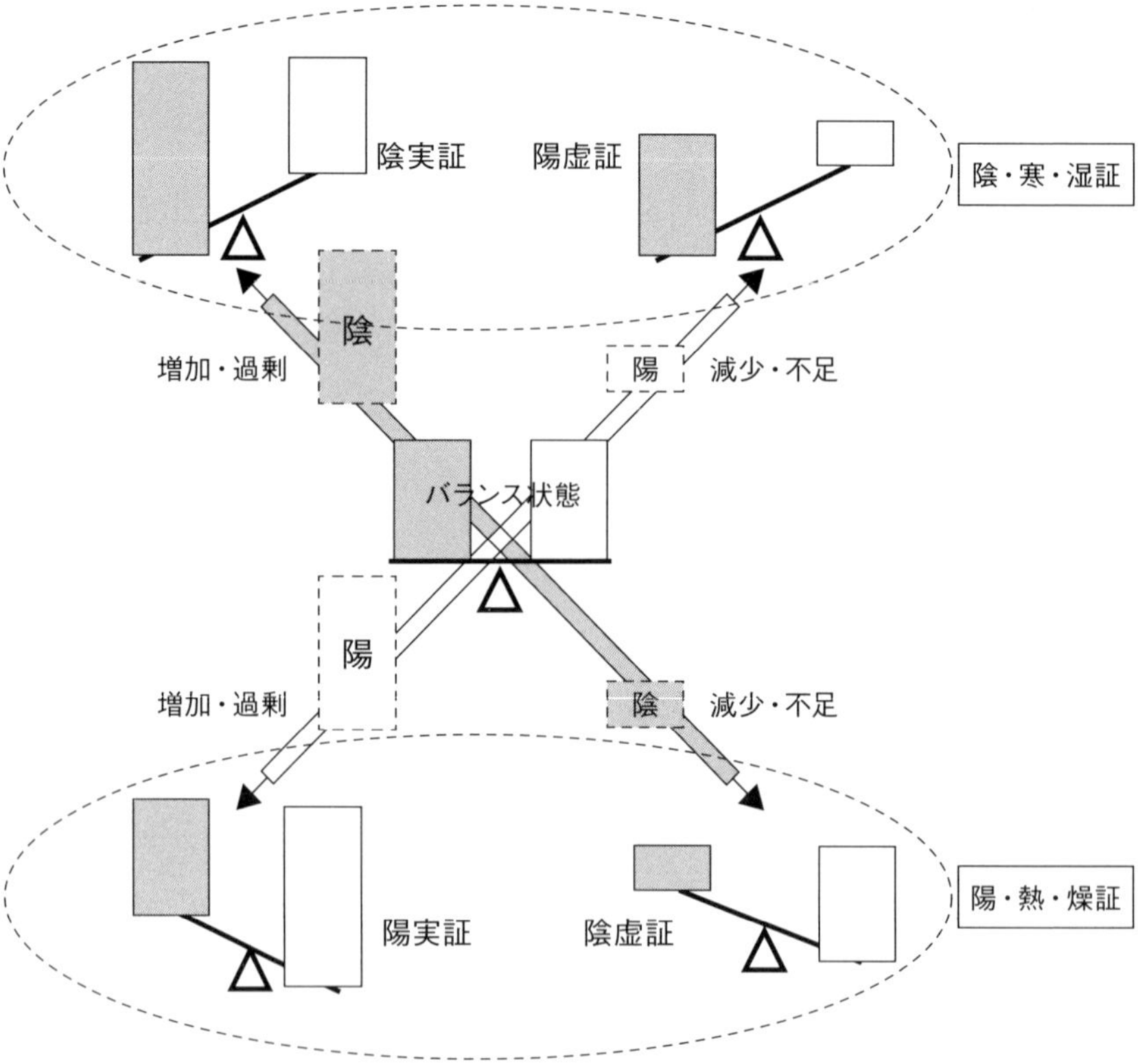

陰陽アンバランスと体質

「陰証」は元気がなく冷え気味になるので「寒《かん》証《しょう》」と表現したり、潤いや物質が過剰になるので「湿証《しつしょう》」と表現したりもします。「陰」の要素が過剰で、余分なものをたくさん蓄え込んでいたり、熱が少なく活動や働きが低下していたりする状態です。口渇や空腹感と関係なく飲食することを避けて、余分な水を増やさないようにしたり、熱を温存して冷やすことを避ける工夫をしたり、冷たい飲食を控えたりすることが体質改善に役立ちます。運動することは、余分な水を解消したり、熱を増やしたりすることに役立ちます。

「陽証」は興奮気味で暑がりになることが多いので「熱証《ねつしょう》」と表現することや、活動過剰で燃料を枯渇させたり、潤いを消耗させたりするので「燥証《そうしょう》」と表現することもあります。「陽」が過剰で、活動過剰の結果、潤したり鎮めたりするものが不足する状態です。活動過剰にならないように休息や睡眠を十分とったり、イライラ・くよくよを解消して明るい肯定的な気持ちで気分をゆったりさせて過ごす工夫をしたりすることが体質改善に役立ちます。

陰陽バランスがほどよく取れていると、陰が陽を支えたり、陽が陰を作り出したり消費したりして健常な生命活動を維持することができます。陰陽バランスが崩れることで、体型や外見といった体質的な特徴や、なりやすい病気や症状が生じると考えます。そのバランスの崩れ方に着目して、体質を分類し、自分の身体の状態を理解するのが「読体術」の考え方の基本になります。

2　2つの軸から4つの軸へ
――気と熱、血と津液の軸に分割

東洋医学では、陰陽バランスのほかに、身体の状態をさらに詳細に把握する考え方に、気《き》・血《けつ》・津液《しんえき》の概念があります。本書では、この3つにさらに「熱」の概念を加えます。

「気」は生命エネルギーのようなもので、目に見えませんが身体の生命力が発揮されている状態を意味します。「熱」は身体を温める作用を持つと共に「気」の作用の土台を支え、生命活動の量的な側面を意味します。「血」は身体の働きを物質から支える要素で、現代医学で表現する「血液」と共通する概念ですが、血液という物質を意味するだけでなく、血液を提供することで維持される皮膚、筋肉、精神活動、知覚感覚といった機能も含んだ概念です。「津液」は「水」と表現されることもあるように身体を潤す働きに対する概念ですが、単なる水の作用と違って、身体の種々の

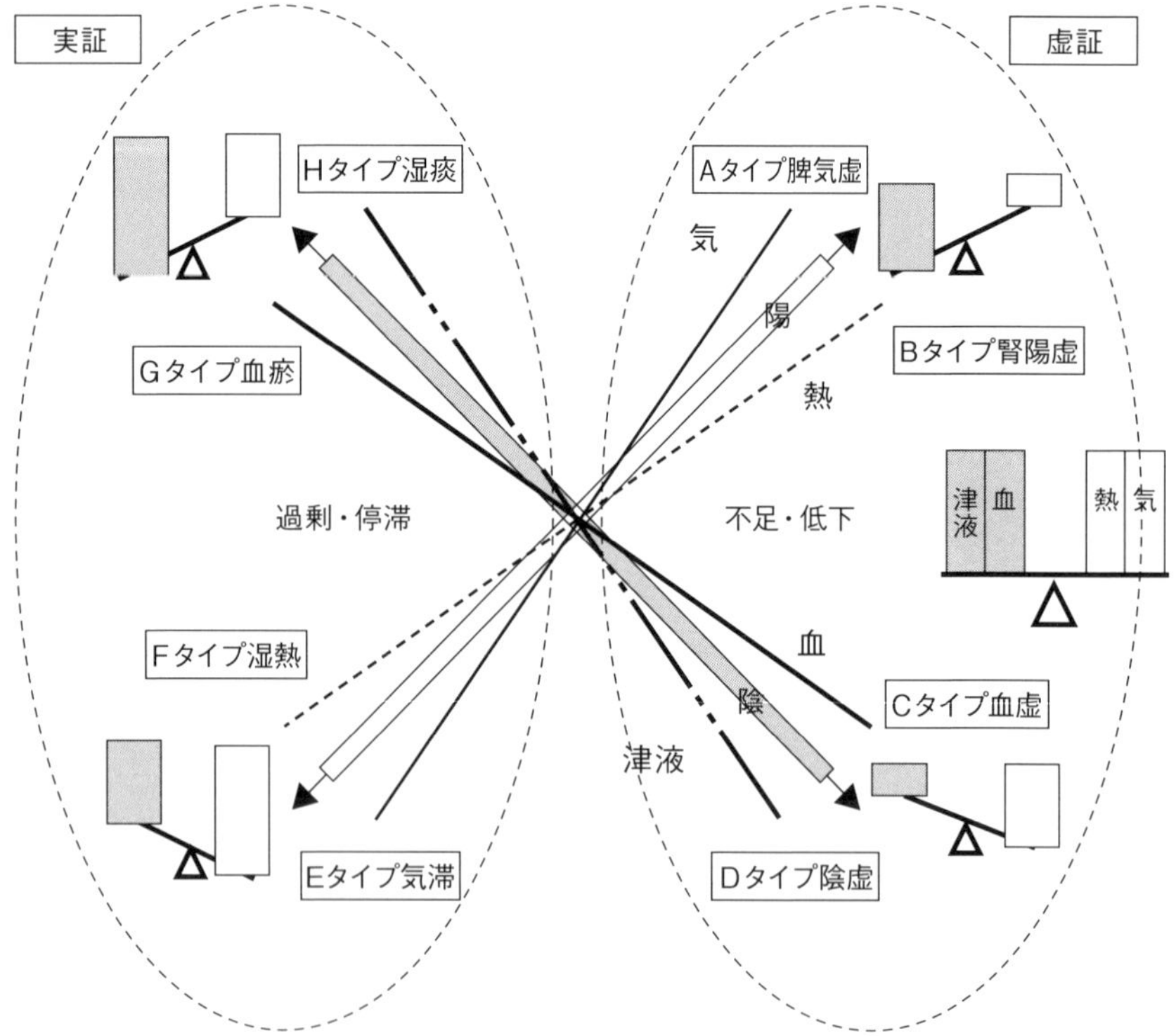

気・熱・血・津液の過不足と8タイプの体質

構造物を支えたり、身体の柔軟性、関節のなめらかな動き、ゆったりとした状態などを提供する役目も持っています。それぞれの働きや意義については体質別の解説の中で詳しくお話します。

陰陽2つの軸から成り立っていた陰陽バランスに、この気・熱・血・津液の概念を重ね合わせると、陽は気と熱に、陰は血と津液に置き換えることができて、陽／陰2つの軸を、気・熱／血・津液の4つの軸に分けてとらえることができます。この4軸上の過不足から生じる8つのタイプを体質の特徴としてとらえるのが「読体術」の考え方です。

それぞれの不足――過剰（または滞り）で、気の軸はAタイプ脾《ひ》気虚《ききょ》―Eタイプ気滞《きたい》、熱の軸はBタイプ腎陽虚《じんようきょ》―Fタイプ湿熱《しつねつ》、血の軸はCタイプ血虚《けっきょ》―Gタイプ血瘀《けつお》、津液の軸はDタイプ陰虚《いんきょ》―Hタイプ湿痰《しったん》の8タイプができあがります。

3　陰陽アンバランスと8つの体質

陰陽の過不足で見た大まかな特徴と重ねると、A・Bタイプは機能低下の陽虚証、C・Dタイプは物質不足で乾燥傾向の陰虚証、E・Fタイプは機能亢進の陽実証、G・Hタイプは物質が過剰で重鈍感や湿潤傾向が見られる陰実証の特徴を示すことがわかります。

A・B・C・Dのタイプは、身体の働きや身体に必要な物質が不足している状態で「虚証《きょしょう》」と言われるグループになります。過労、消耗を避けたり、身体を鍛えて睡眠を十分とって体のゆとりを増やしたりすることが体質改善に役立ちます。

E・F・G・Hのタイプは、身体の働きが盛ん過ぎたり、身体にとって邪魔なものがたくさん存在して渋滞していたりする状態で「実証《じっしょう》」と表現されるグループです。過食過飲、栄養過剰を抑えたり、余分なものを消費させたり、巡りを良くしたりする工夫が体質改善に役立ちます。

A・B・G・Hのタイプは陰証・寒証・湿証に、C・D・E・Fのタイプは陽証・熱証・燥証に相当することもおわかりでしょうか（14頁の図）。

こうした8つの体質傾向は、それぞれの過不足となる要素の機能と関連して、体型や外見、日常的な自覚症状などの特徴を形成します。「読体術」では、この考え方をもとにして、症状や身体所見のタイプ別の起こりやすさを勘案してポイント化したチェック表を作り、8つの特徴のバランス状態をチャート図に表示して、体質を鑑別します。

3章　自分を知ろう——体質判別

8タイプの体質を鑑別する前に、陰陽バランスを主とした大まかな体質の見分け方をご紹介します。

陰陽の過不足によって、陽の不足は「寒」、過剰は「熱」、陰の不足は「燥」、過剰や滞りは「湿」の特徴を持った身体が作られます。文字の意味から具体的な特徴も概ねおわかりいただけると思いますが、見分け方として、陽の状態は色や動き、陰の状態は体型や太さなど形の特徴や潤いの程度が役立ちます。

1　陽の状態を判断する「色」

「陽」の状態を判断するには「色」が役立ちます。陽の状態は特に赤の様子に反映されます。陽の過剰は赤味を強くさせ、陽が不足すると赤味が減って白を呈します。

皮膚や粘膜、舌などで赤が強く見られるときは過剰な熱があると判断します。鮮紅色は熱の勢いが特に強いことを意味します。水が不足しているときにも相対的な陽の過剰となって赤くなりますが、煮つまったような少し黒ずんだ色調の赤です。月経血の色調や、血尿や血便、鼻血などの病的な出血を見るときも、同様に赤の色調で熱の勢いを判断します。

黄色も「陽」の過剰を意味する色で、尿、鼻水、痰、帯下《たいげ》（おりもの）、湿疹からの滲出液など液体に黄色が目立つときは、水の中に身体の役に立たない熱が過剰にこもっていると判断します。

白、淡い赤、くすんだ赤、青、紫などを見たら、陽が不足気味と判断します。白は寒さにさらされたときのように熱が少なくなって冷えが強いときや、水が過剰なときに見られます。血液の不足も白を呈します。淡い赤は元気のなさや血液が不足していることを示します。熱が少なくなって血液の動きが悪いときには、くすんだ暗紅色になります。顔色や唇の色に見られる青や紫も、熱の不足で血液の動きが悪いことを意味する色です。

2　陽の状態を判断する「動き」

「動作や動き」の様子で「陽」の状態を判断します。

陽の盛んさは、力強い速い動き、大きな勢いのある動作になります。病的な過剰状態では、そわそわしたり、無駄な動きになったりします。

陽の不足は、頼りない弱々しい動き、動きの少なさやゆっくりとした小さな動き、持ち上げられない、前かがみといった挙上《きょじょう》（持ち上げること）が不十分な下方に偏りがちな動作になります。気が滞っている状態では、けだるそうな動きやため息の連発が特徴です。

3　陰の状態を判断する「形」「潤い」

「陰」の状態を判断するのに「形」が役立ちます。まずは体型から見ると、太り気味の人は陰の過剰、痩せ気味の人は陰の不足と判断するように、皮膚・髪・舌など身体の構造物は、陰が過剰なら太く厚くなり、陰が不足すれば細く薄くなります。尿・大便・月経血・汗・分泌液などが多い、少ないといった「量」も陰の状態を反映します。

「形」には「張り」として「陽」の状態も反映されます。陽が充実していると皮膚に張りがあり、背筋の伸びた姿勢になります。陽が不足すると、皮膚のたるみ、伏し目がちや前かがみの姿勢が見られます。

「陰」は「潤い」に反映されるので、皮膚や髪の表面の様子、種々の粘膜や舌苔《ぜったい》（舌の表面をうっすら覆う白いもの）（22頁）の湿り具合から「陰」の様子を把握することができます。過剰は湿り過ぎ、分泌過剰、柔らか過ぎる様子になります。不足は乾燥、かさつき、硬いといった様子になります。ほどよい豊かさは艶や潤いを感じさせます。

4 排泄物・分泌液から陰陽の状態を判断

漢方治療では、尿・大便・月経血などの排泄物や、鼻水、目やに、痰、湿疹からの滲出液などの分泌液の量や色から陰陽の状態を判断して、身体や病気の様子を判断することがあります。

薄い色でサラサラしてたくさん出るものは、水が多く、熱が少ない状態だと判断します。濃い黄色や白く濁っていて、粘っこくドロッとした感じで少なめの量で出るものは、熱が多く、水が少ない状態と判断します。熱や水の過不足を解決する手段と共に、それぞれを作る原因を考えて、治療に役立てます。

5 舌の様子から陰陽の状態を判断

舌は身体の内側にあるので、内部の状態を反映していろいろ変化しますが、外から簡単に見られるので、身体内部を知る手がかりとしてとても役立ちます。「色」や「形」「潤い」から陰陽の状態を判断する考え方を活かすと、舌の形・舌の色・舌苔の様子・舌下静脈の膨《ふく》らみを見るだけで、その人の陰陽バランスの概要が把握できます。具体的な内容はチェック表の項目（26頁）にも取りあげていますが、ここでその意味を解説します。自分の舌を鏡で見ながら読んでみるとよく理解できるかもしれませんね。

(1) 舌の形

舌が小さいもの、薄っぺらいもの、乾燥しているものは陰の不足を意味します。

舌が大きいもの、厚ぼったいもの、表面が濡れるように湿っているものは陰の過剰を意味します。

舌の縁《へり》に歯形が残る「歯痕《しこん》」の所見は、陰が過剰と同時に陽が不足する状態を反映します。歯に押しつけられるくらい舌が大きいので陰の過剰、歯形が付いたままになるのは張りがないからなので陽の不足を意味します。この2つの条件が合わさると「歯痕」が顕著に見られます。

(2) 舌の色

ほんのり赤いのが標準的な舌の色ですが、赤が強く感じられるのは陽が過剰なことを意味します。

くすんだ赤さのときは、陰が不足して相対的に陽が過剰になっているときの特徴的な色です。

舌先や辺縁がほかの部分より特に赤いのは、身体の中で部分的に熱が集まっていることを示しています。

舌の赤味が淡く白っぽく感じるのは陽の不足です。

舌の赤味が紫がかった色のものや部分的に紫に見えるものは血液の流れが悪い状態を意味します。

舌の裏にある静脈が大きく膨らんで濃い紫や黒に近い色のものも血液の流れの悪さを示しています。

(3) 舌苔の様子

舌の表面をうっすらと覆うものを舌苔《ぜったい》と言います。隙間から舌の表面が見えるくらいの厚さで、色は白いのが標準的な状態です。

舌苔が薄かったり、なかったりする状態は陰の不足を意味します。陽の過剰でこうなることもあります。

舌苔が部分的に剥がれていることがあります。これは単純な陰の不足ではなく、「気」の不足で舌苔をとどめておけない状態で、陽の不足の部類に属します。

舌苔が厚くて舌が見えなかったり、厚さとは関係なく透明感のない白でベタッとした感じのものは、身体の中に水がたくさん停滞していることを意味しています。陰の過剰です。

舌苔の表面に水がたくさんあって鏡のように見えるのは陰の過剰です。

舌苔が黄色くなるのは、熱、特にこもった熱が過剰にあるときの色です。

6　8タイプの典型的な舌の特徴

体質の特徴に応じて苔や舌苔の形や色の特徴が組み合わさり、タイプ別の舌の様子ができあがります。必ずこの通りだというわけではありませんが、典型的な舌の特徴を挙げてみます。

Aタイプ脾気虚　元気のない印象を与える張りのない舌。舌苔が部分的に剥がれている。

Bタイプ腎陽虚　白（赤味が少ない）。根っこの部分の舌苔が厚い。

Cタイプ血虚　白っぽくて薄い舌。

Dタイプ陰虚　くすんだ赤色で薄い舌。亀裂があることも。舌苔が少なく乾燥している。

Eタイプ気滞　舌先や辺縁が赤い。

Fタイプ湿熱　赤みの強い厚い舌。黄色いベタッとした舌苔が厚く付いている。

Gタイプ血瘀　紫色の舌。斑状に紫色の部分がある。舌の裏の静脈が膨らんでいたり細くても黒くはっきり見えたりする。

Hタイプ湿痰　ボテッと厚い白い舌。歯痕著明。白い厚い舌苔。舌の表面が濡れている。

7　体質判別図の見方と意味

体質判別チェックリスト①（26頁）の数字の大きさが、A〜Hそれぞれの体質の強さを示します。数字が大きいものほど、その人の中でその体質の傾向が大きいことを意味します。体質判別図では、ピークが一番大きいもの（一番外側に●印が付いた体質）が、その人を代表する体質であることを意味します。

虚証・実証や陰証・陽証などの陰陽バランスの傾向は、以下の式で計算した数字の大きさで大まかに判断することができます。数字が大きいほど、その証の傾向が強いことを意味します。

虚証：A＋B＋C＋D＝（　　　　）

実証：E＋F＋G＋H＝（　　　　）

陰・寒・湿証：A＋B＋G＋H＝（　　　　）

〈チェックリストで体質判別〉

体質判別チェックリストの記入と集計のしかた

・チェック項目の内容が自分に該当するときは ✔ 欄に印を付けます。
　迷ったら、印を付けることをお勧めします。

・印の付いた項目のA～Hタイプの欄（横１列）にマーカーを引いて色を付けます。

・全項目をチェックし終えたら、色の付いた数をA～Hタイプ別それぞれに合計し、①に記入します。

チャート図で該当するタイプ記号			Aタイプ	Bタイプ	Cタイプ	Dタイプ	Eタイプ	Fタイプ	Gタイプ	Hタイプ
チェック項目		✔	脾気虚	腎陽虚	血虚	陰虚	気滞	湿熱	血瘀	湿痰
気虚全般	全身の倦怠感や無力感がある		2	2	1		1		1	1
	カゼを引きやすい		2	2			1			
	動くと汗が多く出やすい		2	2				1		1
	あざができたり皮下出血しやすい		2	2					2	
	手足が冷える		2	2	1		2		1	1
	立ちくらみしやすい		2	2	1		1			
脾虚の特徴	食欲がない・多く食べられない		3							
	腹部の不快や鈍痛が多い		3						2	
	下痢や泥状便が多い		3	1				1		2
	食べると腹が張りやすい		3				1			
	手足のだるさを感じることが多い		3							2
	便秘になりやすい		3	1	1	2	1	1	2	
	手のひらに汗をかきやすい		3							
腎気虚の特徴	発育や成長が遅いほうだった			3						
	ふらつきやめまいが多い			3	1	1				1
	耳が聞こえにくいときが多い			3		1				
	腰やひざに疲れや脱力を感じる			3						1
	むくみを感じることが多い			3						1
	排尿の異常を感じることが多い			3				1		1
	（男性）インポテンツ・早漏			3		1		1		
	（女性）最初から生理不順や無月経			2	1				1	
血虚の特徴	夢を見ることが多い				3	2	1			
	不安感が強い				3					
	物忘れしやすい				3					
	髪の毛が抜けやすい			1	3			1	1	
	目が疲れやすく乾燥しやすい				3	1				
	筋肉が痙攣したりつりやすい				3	1	1			
	（女性）経血が少ない		1	1	3				1	

チャート図で該当するタイプ記号			Aタイプ	Bタイプ	Cタイプ	Dタイプ	Eタイプ	Fタイプ	Gタイプ	Hタイプ
チェック項目		✔	脾気虚	腎陽虚	血虚	陰虚	気滞	湿熱	血瘀	湿痰
腎陰虚の特徴	皮膚が乾燥しやすい				2	3			1	
	唇がわれやすい					3			1	
	のどが渇くことが多い					3	2	1	1	
	体温は高くないが熱っぽく感じる					3	1	1		
	疲労時や夜間に掌や足の裏が熱い					3				
	夜間睡眠中に汗が出る					3				
	大便が硬いことが多い					3	1		1	
	尿量が少ないことが多い					3		1		
	(女性) 月経周期が短い		1			3	2	1		
肝鬱気滞の特徴	胸や腹が張って苦しい						3	1		1
	(女性) 月経前後に胸が張って痛む						3			
	身体のあちらこちらが痛む				1		3	1	1	
	げっぷやガスが出ると楽になる						3			
	イライラしやすく怒りっぽい					2	3			
	目が充血しやすい						3	1		
	不眠になりやすい				2	2	3		1	
	頭痛を起こしやすい		1		1		3	1	2	1
	(女性) 月経周期が一定しない		1		2		3		2	
湿熱の特徴	口が苦いことが多い						1	3		
	湿疹ができやすい・膿みやすい						1	3		2
	痒みを感じることが多い				2	2		3		2
	黄色や粘りのある痰や鼻水が出る							3		1
	目やにが出やすい						1	3		
	排便の後すっきりしない		1				2	3		1
	尿の色が濃い					1		3		
瘀血の特徴	肩がこりやすい						2	1	2	2
	シミ・ソバカスや皮膚が黒ずみやすい				1	1			3	
	静脈瘤がある								3	2
	唇や歯ぐきの色が紫に近い								3	
	同じ場所に刺すような痛みがある								3	
	(女性) 月経血に塊が多い								3	
	(女性) 生理周期が長くなりやすい		1	1	3		1		3	1
湿痰の特徴	頭が重く感じられることが多い		1					1	1	3
	身体が重く感じられることが多い		1				1	1		3
	腹がよく鳴る		1					1		3
	尿量が多い		1	2						3
	薄い、水のような鼻水や痰が出る		1	1						3
	雨や湿度の高い日に体調が悪い			1				1		3
	(女性) おりものが多い		1					1		3

チャート図で該当するタイプ記号				Aタイプ	Bタイプ	Cタイプ	Dタイプ	Eタイプ	Fタイプ	Gタイプ	Hタイプ
チェック項目			✔	脾気虚	腎陽虚	血虚	陰虚	気滞	湿熱	血瘀	湿痰
外見的な観察所見	体格	痩せているほう		2	1	1	2	2			
		太っているほう							2		3
	顔色	白（血色のない）		2	2	3					1
		赤ら顔					2	2	1		
		黄色が強い		1					2		
		黒ずみがち					1			2	
	皮膚の表面	カサカサしている				2	1			1	
		しっとりしている							1		2
	髪の毛	細い			2	2				1	
		薄い（少ない）			2	1			1		
		ぱさついている				2	2			1	
	舌の形	薄っぺらい				1	2				
		厚ぼったい		2	1						2
		縁がギザギザ（歯痕）		2	1						2
	舌の色	赤味が強い					2	2			
		赤味が少ない		2	2	2					
		紫色がかる								3	
		部分的に紫色（瘀斑）								3	
		舌先の赤味が強い						3			
	舌苔	乾燥している					2	1			
		表面に液が見える		1	1				1		3
		ほとんどない		1			2	1			
		厚い		1	1				2		3
		べたっとしている（膩）							2		
		部分的に剥げている		2	2			1			
		黄色い						2	2		
	舌下静脈	太く膨らんで見える								3	
		細いがはっきりわかる								1	
マーカーで色のついた数の合計…①											
体質判別図に該当するタイプ記号				A	B	C	D	E	F	G	H

〈体質判別図の作り方〉

読体術体質判別図

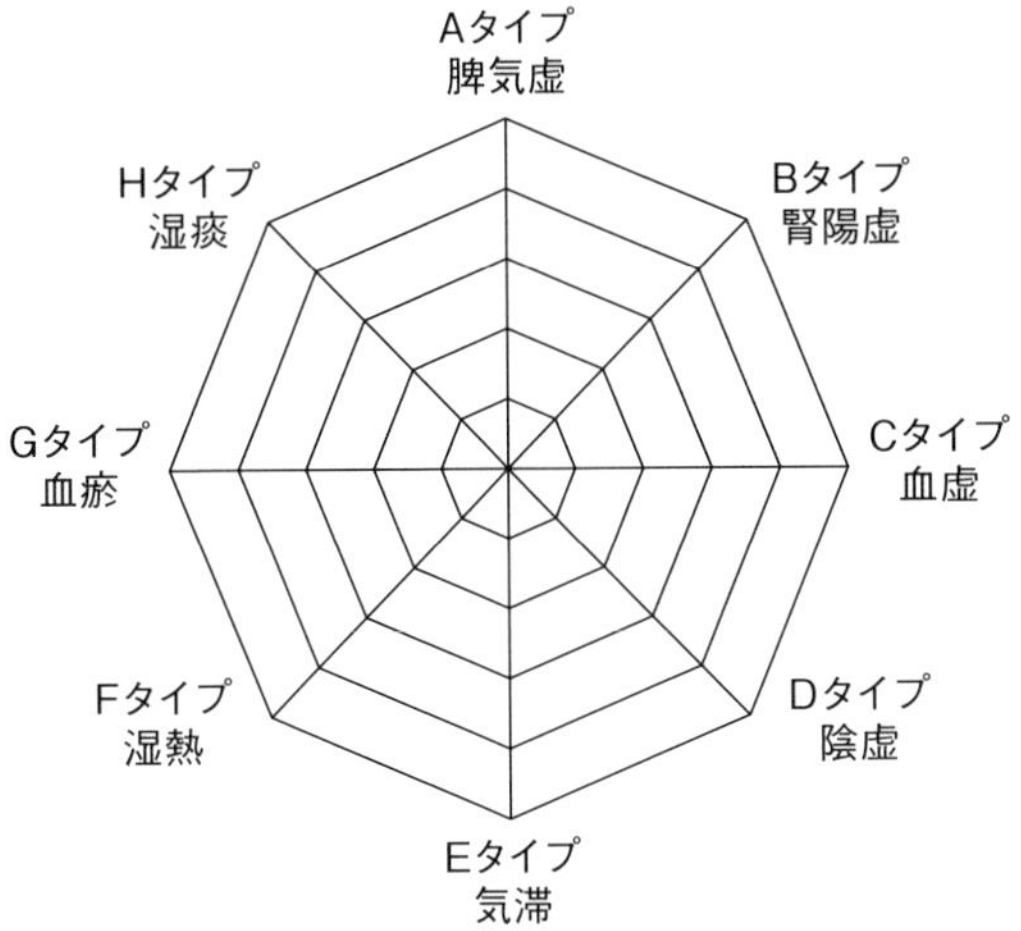

①のＡ～Ｈの数値をもとに、チャート図のＡ～Ｈそれぞれの線上に●印を付けます。

・図には５本の補助線が引いてあります。この補助線を目盛りに見立てて、チェックリスト①の一番大きな数値を図におさめやすいように目盛りの大きさを適宜決めます。
決めた目盛りの大きさを目安に、Ａ～Ｈの数値に相当する各線上の場所に●印を付けます。

・隣の●印同士を線でつないで多角形を作ります。

※体質判別チェックリスト、体質判別図をコピーして、それに記入することをお勧めします。

※表計算ソフトを使用すると、当該項目の集計、図表化が簡単にできます。チャレンジしてみて下さい。

陽・熱・燥証：C＋D＋E＋F＝（　）

(1) 体質は機能の偏り

ここで見ている「体質」とは、身体の陰陽バランス、さらに細かく気・熱・血・津液のバランス状態、つまりは機能の「偏り」を見ています。したがって、ひとりの人にただひとつの体質があてはまるのではなく、ひとりの人の中に、この8つの視点で見る偏りが複合的に現われる様子を示しています。

それぞれの偏りは、ほかの偏りと関連したり、因果関係を持ったりして、全体像が作られます。例えば、気虚が原因で血が滞ったり、気滞が原因で湿を生じたり、陽虚で血が作られずに血虚になったり、陽虚の原動力不足で気や津液が滞ったりします。こうしたことから、いくつもの偏りを見つけられるのが普通です。時には正反対の特徴が同時に見られることもあります。

それは、ある現象は、必ずしもひとつの状態を示すものではなく、一見同じように見える現象や症状も、さまざまな身体の傾きから生じるので、ときには正反対の状態が同じ症状や現象を作ることもあるからです。

例えば、「疲れやすい」と言えば元気の不足と考えられがちですが、元気不足と関係するAタイプ脾気虚、熱が不足するBタイプ腎陽虚、血の不足するCタイプ血虚のほか、気が滞るEタイプ気滞、血が滞るGタイプ血瘀、水が過剰になるHタイプ湿痰でも流れが悪かったり余分なものが過剰になって疲労感を呈します。Dタイプ陰虚やFタイプ湿熱でも多かれ少なかれ疲れ感は見られます。「疲れる＝元気がない」と考えるのは当たり前ですが、その原因にも目を向けると、元気を作る胃腸の働きが悪い場合、元気を作る原動力となる腎が提供する熱の不足、熱や元気を運ぶ器となる血が不足、血の巡りが悪い状態などの存在も考慮して対処法を考えることとの大切さが浮かび上がります。

さらに、十分な量の元気があってもそれがうまく巡らないと疲労感になるので、ストレスや心配事で気がうまく巡らない状態では、巡りを良くしない限り、単純に元気を増やすだけでは解決できません。水や余分なものをたくさん蓄えていると巡りの邪魔をすることで疲れを作ります。余分なものを排除しないと、単に元気を増やすだけでは疲れが取れないタイプです。

このように同じ「疲れやすい」という症状でも、タイプの違うさまざまな状態からここにたどり着くので、いろいろな身体の特徴や問診を通して身体の傾きを把握して、それぞれに応じた解決策や生活の注意点をアドバイスすることが大切です。

(2) 隠れた体質をピックアップする

「読体術」ではこのことを特に重視して、チェックリストであげた症状や特徴を、それぞれひとつの体質のものとして単純にその数の多さで体質を決める方法は採用していません。ある症状に対して、同じ症状を作りうるいくつかの体質をピックアップして、そのなりやすさの程度によって得点に比重をかけて集計する手法を考案しました。それが各チェック項目の横に並べられている数字です。

実は、この方法では、本当は自分とは関係のない体質にも得点を加算することもあり、チャート図に嘘のピークを作ることにもなりますが、誤った嘘の数字が一番多く集まることはまずあり得ないので、少なくとも一番大きなピークとなった体質は、自分を代表する体質と考えて間違いはありません。２番目以下の小さめのピークも、代表体質に見られる典型的な症状ではないものが積み重なってできた結果であると考えると、症状の背景にある隠れた体質を拾い上げることで、自分の中に隠れている体質を引き出すことになり、鑑別をより正確にすることに役立っていると考えています。

4章　8タイプの体質別症例と漢方治療・養生

ここからは、8つの体質タイプの詳細について解説します。気・熱・血・津液の4つの軸別に、その過不足の体質に関連した治療の実例、関連する東洋医学の概念、各体質の特徴（外見、舌や脈、自覚症状、なりやすい病気）、守りと攻めの養生術、食材や漢方薬との相性を紹介します。

［1］「気」の視点から病を診る

1　Aタイプ脾気虚の体質の症例

(1) 病気の様子――胃の調子が良くない

42歳の女性Aさんが胃の調子が良くないので受診されました。

もともと胃の調子は良くないほうでしたが、1カ月以上前から、食べた後に胃もたれを強く感じて2時間ほど続くようになりました。胃もたれは特に夕食後に強く感じます。食欲がないわけではありませんが、夕食は子どもの生活に合わせるので、空腹感よりも先に食事の時間になって食事する傾向があります。

胃の痛みや吐き気などの症状はありませんが、最近体重が1kg減って、下痢まではなりませんが、大便もゆるくなりました。ちなみに身長161cm、体重は現在60kgです。

胃腸が弱いからか、もともと貧血傾向があって昨年の健康診断で貧血を指摘されましたが、鉄剤を飲むと胃が荒れるので治療は受けていません。数年前から血

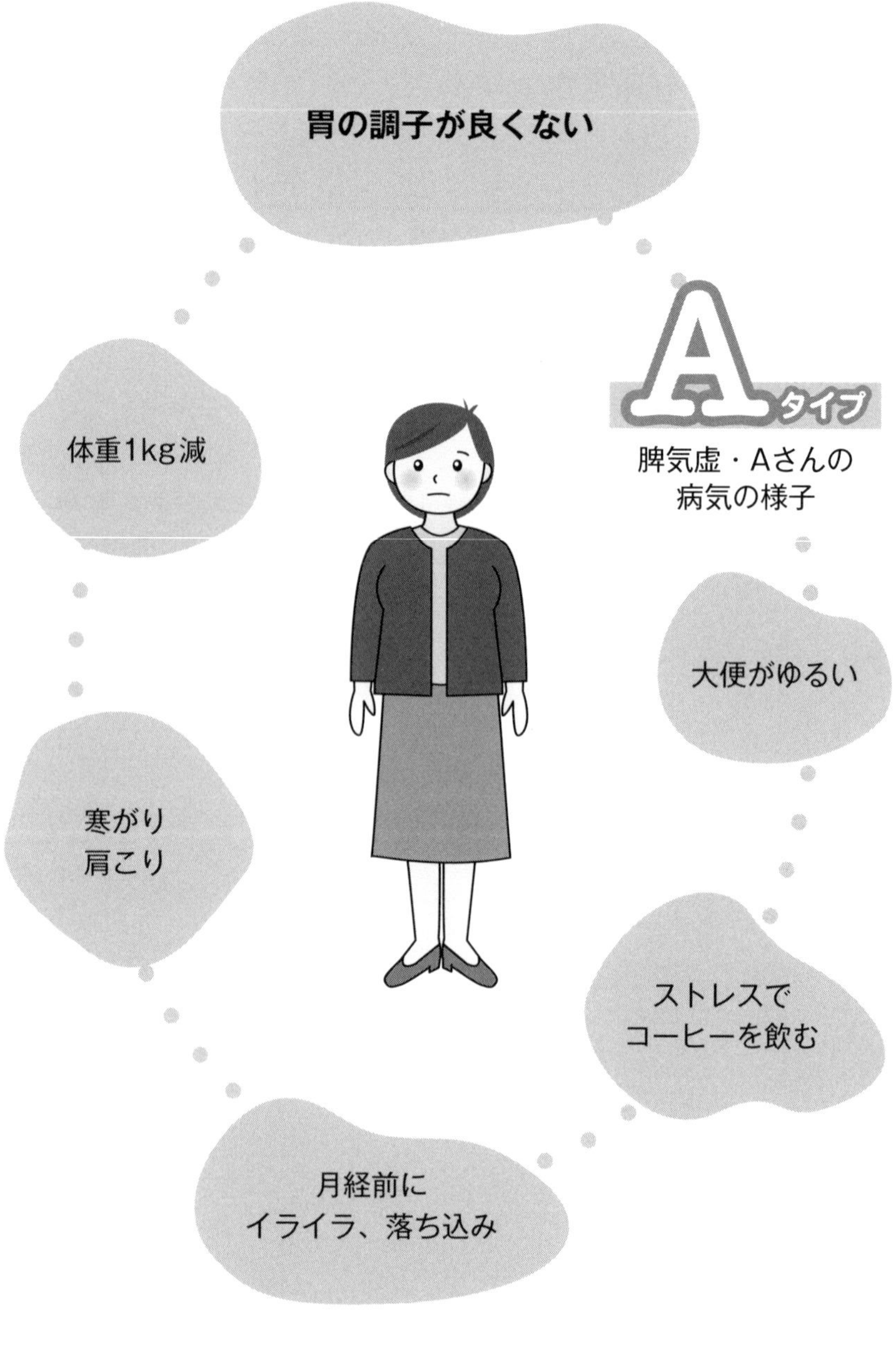
胃の調子が良くない
Aタイプ
脾気虚・Aさんの
病気の様子
体重1kg減
大便がゆるい
寒がり
肩こり
ストレスで
コーヒーを飲む
月経前に
イライラ、落ち込み

液検査でコレステロールや中性脂肪が多いと指摘されていますが放置しています。来月健康診断の予定があり、心配なので胃カメラ検査を受けるそうです。

これまでは市販の胃薬を飲んだり、食べ方を控えたりしてしのいでいましたが、いつも通り食べるとまた胃もたれが戻ります。胃薬に頼るだけでなく胃の働きを強くしたいと思い、それには漢方薬がいいと思って受診したそうです。

胃の調子以外に困っていることはないか聞いてみると、寒がりで、肩こりがずっとあって、天気が悪いと頭痛になるそうです。もともとむくみやすいほうですが、排尿の異常は感じません。日頃からストレスを強く感じていて、コーヒーを飲むことが多いそうです。睡眠時間は6時間です。

ほかに、40歳を過ぎてから全般に体調の悪さを感じるようになり、特に月経前に落ち込みやイライラが強くなって、だるさも強く感じます。生理1週間くらい前から不調になります。これも解消できると嬉しいと感じています。最近経血量が増えて、2日間集中的に出血します。月経は28日周期で順調、月経痛はほとんどありません。

まず「読体術」の体質判別チェックリストで体質判別をした結果をお示しします。

以下の項目にチェックが入りました。

食欲がない・多く食べられない　腹部の不快や鈍痛が多い　下痢や泥状便が多い　生理の量が多い　むくみを感じることが多い　雨や湿度の高い日に体調が悪い　イライラしやすく怒りっぽい　夢をみることが多い　肩がこりやすい　太っているほう　顔色白　皮膚表面がかさかさしている

これをもとに読体術体質判別をした結果が次頁のチャート図です。

脾気虚や湿痰に大きなピークがあり、気の不足を主体に水の動きが悪いことが示されています。気が不足する体質であるAタイプ脾気虚に属する特徴を示して

〈Aタイプ脾気虚〉

チェックリスト①の数

脾気虚	腎陽虚	血虚	陰虚	気滞	湿熱	血瘀	湿痰
11	7	8	5	6	5	5	12

下のチャート図では作図の都合上、最大数を基準に比例計算して7本の補助線上に表示しています

読体術体質判別図

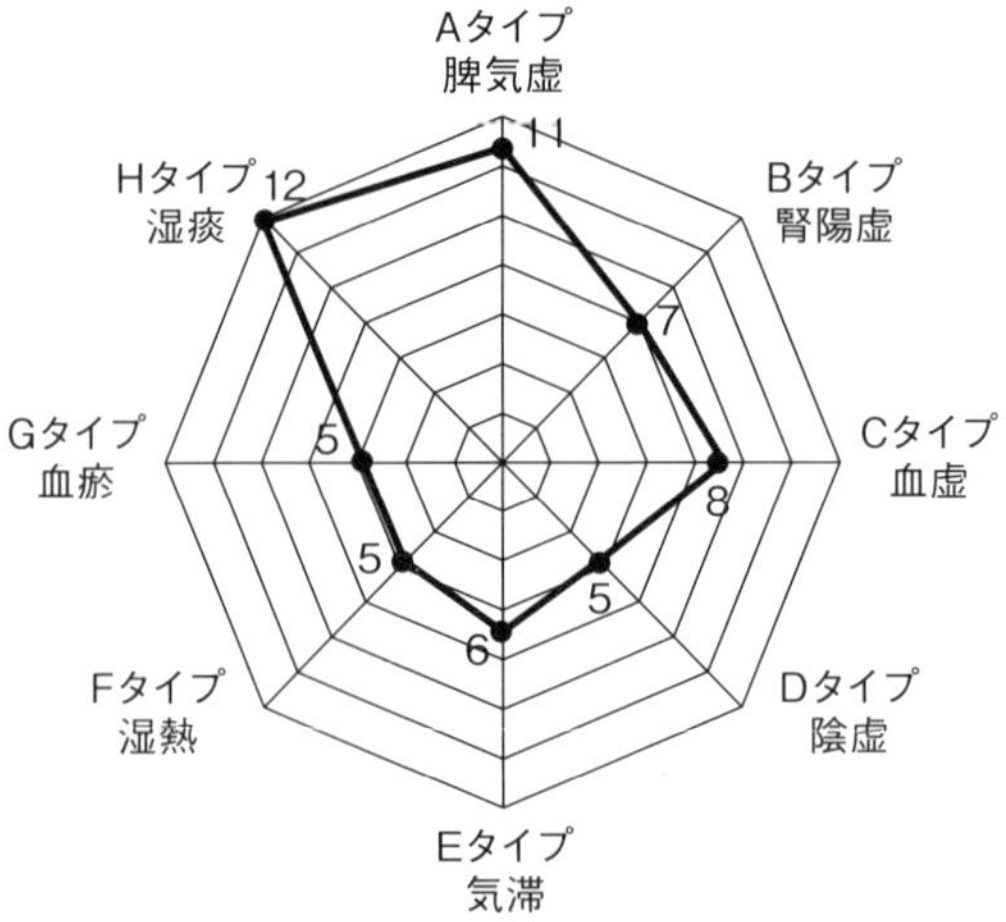

いると判断しました。血虚、気滞、腎陽虚に次のピークがあり、気の巡りが悪く、熱や血の不足も見られます。

さて、Aさんをどう診断してなぜこの漢方薬を使ったかなどの詳しいことは、後で説明するとして、治療でどうなったかを先にお示しします。

(2) 治療と経過

コタロー半夏《はんげ》白朮《びゃくじゅつ》天麻《てんま》湯《とう》エキス細粒3g（1包）＋
コタロー香蘇散《こうそさん》エキス細粒2g（1包）

を1日3回、毎食前に服用してもらいました。

食事は、空腹感を大切にして、空腹を感じないときの食事は控えめにするようにしてもらいました。コーヒーが悪者というわけではありませんが、飲み物全体も、のどの渇きを感じないときには控えるようにしてもらいました。胃腸が仕事をするのは入眠中が効率が良いので、胃腸の働きを高めるのに、睡眠時間を多めに取れるときには早く寝るようにして、睡眠を長く取るように心がけてもらいました。

通常は、1週間後に受診してもらってお話を聞くようにしています。薬の悪影響や服用を継続しにくいような状況がないことを確かめることが主な目的です。もちろんその間に良いことがあれば、それを聞かせてもらうのも目的のひとつです。身体の変化として気がついたことはなんでも教えてもらいます。

①1週後の受診

診察の翌日から、空腹に合わせた食事の量にしたり、のどの渇き方に応じた飲み方に変えたりしてくれました。その効果もあってか、胃のもたれはこの1週間感じずにすみました。今朝は台風絡みの雨天のためか頭痛になりましたが、頭痛はその一度だけでした。早速、胃腸の調子が改善し、水や血液の巡りも良くなった印象です。

ただ水分量を減らしたためか、便秘になり硬い便で3日に1度の排便になりました。それと、服用を始めてすぐから身体のムズムズ感がときどき出るようになり、足に痒みを感じる赤い発疹が出ました。発疹は2～3日すると消えて、この3～4日は穏やかになっています。

Aさんのように、薬に頼るだけでなく生活での取組みを実行して下さるときには、効果が予想以上に早く現われることが多いと感じています。便秘や痒みなど新たな不調もありますが、漢方薬は変更せずにそのまま続けることにします。痒みや湿疹については、漢方薬の巡らせる作用で、停滞している水が完全に解消されないままに、ぎくしゃく動き始めたためと解釈できますし、後半には軽減しているからです。漢方薬を飲むことで一見悪化したり新たな症状が出たりしても、薬の働きかけで良い方向に向けられていると解釈できる場合には、すぐ変更せずに続けます。

漢方薬で一時的に症状が悪化することを「瞑眩《めんげん》」という言葉で、悪いものが吹き出たとか、症状改善の途中経過の好転反応だとか、安易に説明することがありますが、私はこの考え方に賛同していません。症状が悪化してもいつでも続けてよいわけではなく、漢方薬が悪化させていると判断できる場合や、悪化の現象をきちんと説明できない場合には、変更したり中止したりします。そうした悪いことがないかどうかを確かめるための1週間でもあるのです。Aさんの場合、次回は長めの間隔でよい状態ですが、痒みや便秘など悪化へ考慮もあるので、2週間程度としました。

②2週後の受診

引き続き胃腸の調子は良く、夜の胃の重さはなくなりました。食欲が増して困るくらいです。前回出た痒みもなくなりました。便通は酸化マグネシウムをときどき飲んだり、水の飲み方を少し増やしたりしましたが、今は普通便で、硬い便や軟便はなくなりました。

このように、漢方薬を飲み始めたしばらくは、それまでの定着状態に、薬や生活改善などで身体にいろいろ働きかけるので、症状として良いことばかりでなく揺れ動くことがあります。部屋の大掃除をするとき、し始めはそれまでよりももっとひどい散らかし様になるのと同じかもしれません。漢方薬の飲み始めは、症状が変化してもあまり騒がずに時間をかけて様子を見ることも大切です。

さて、Aさんは、この時点ではむくみがまだあり、水の巡りは改善していないようにも見えますが、湿疹は治まり、台風絡みの天気がまたありましたが今度は頭痛にはならなかったので、巡りの改善も見られています。薬を飲み出してまだ3週間しかたっていないので、水の巡りに対しても方針を変える必要はまだないと考え、同じ薬で継続します。

③その後の経過

さて、その後、同じ漢方薬を続けてもらいながら、胃腸はすっかり良い感じとなり、食事量を意識せずに普通に食べていて、体重が2kg増えました。排便の不快もありません。健康診断を受けて胃カメラでは異常がなく、貧血もなく正常でしたが、悪玉コレステロールが昨年よりも増加して脂肪肝があるということでした。これは身体に余分な蓄えがあることを意味していますので、その意味では体重増加も喜ばしいことではないかもしれませんが、空腹感に合わせた食事量を続けてもらうことで、これからは余分なものを減らしていけるでしょう。

　月経前の時期になりましたが、月経前の気分の落ち込みもなくすみました。落ち込みになるときも月経前1日か2日間で、短くなりました。肩こりや頭痛もなくなり、身体の巡りが良くなったことがわかります。

　調子が良いものは安定して調子良い一方で、やはりむくみには顕著な改善は見られません。もともとひどいむくみではないので、あまり気にしなくてもよいのかもしれませんが、良くなっていく症状が多い中で取り残されていく症状には、解決策を考えるようにします。水を動かすには、原動力となる熱の存在と、巡りの調節をする気の存在が関わっています。Aさんの体質の脾気虚タイプでは、気の不足が特徴ですが、その結果、気の巡りも悪くなりがちです。そこで、香蘇散《こうそさん》よりも気の巡りの改善に力強く働きかける加味逍遙散《かみしょうようさん》に変更しました。香蘇散に比べると、むくみに関連する水を処理する作用が強まることも変更理由のひとつです。

コタロー半夏白朮天麻湯《はんげびゃくじゅつてんまとう》エキス細粒3g（1包）＋
コタロー加味逍遙散《かみしょうようさん》エキス細粒2・5g（1包）

これを1日3回、毎食前に服用してもらいます。

　以後、順調に診察が続きました。

　漢方薬の使い方は、困っている症状を一時的に即席に解消するのが目的ではなく、症状につながる身体の状態を変えることや、症状に関連する身体のしくみを漢方薬で応援することで症状がなくなることを目的としています。そのため、症状がなくなった、調子が良くなったということだけで薬をやめるのではなく、調子が良い間は続けながら、自力がつくにしたがって徐々に減らしていくのが標準的な考え方です。Aさんのように調子の良くなるものと改善しないものがある場合には、それに応じて治療方針を少し変えるという方針をとることもあります。

(3) 診断と治療の考え方

「胃の調子が良くない」という訴えで受診されたAさんですが、単純に胃薬を出して胃腸を元気にしようと考えるだけでなく、胃腸以外の身体の状態をいろいろと把握して、薬や生活の取組みを考えるのが、漢方治療です。Aさんをどう診断したのか、なぜこの漢方薬を使ったかなど、診察中に考えたことをご紹介します。

①身体の様子

▼外見と問診からわかること

漢方治療の診察では、患者さんが診察室に入ってこられたときからこの人がどんな状態なのか、観察を始めています。困っている症状を聞く前から、体型、姿勢、顔色、表情など外見から手に入る情報をもとに、身体の状態を判断し始めているのです。この診断法を「望診《ぼうしん》」と言います。

Aさんは色白の皮膚で、体型は少しぽちゃっとした感じをうける「湿肥《しつひ》」と呼ばれる特徴がありました。「湿肥」はぽっちゃりやぼてっといった表現になるような水肥りの印象を与える外見のことで、身体の水が勢いなく停滞して過剰になっている状態を意味します。本人から「胃の調子が良くない」とお聞きする前から、Aさんは水の動きがあまり良くなく、少し冷え気味の元気のない状態だなという予測がこの湿肥の印象からできていたのです。この第一印象を、その後のいろいろなお話をお伺いしたり、質問したりしながら実像に近づけていくのです。東洋医学の考え方を発揮して分析するのですが、その方法のひとつが「読体術」です。読体術では「気、熱、血、津液（水）」の4軸の過不足8視点で分析を進め、治療を考えます。Aさんの望診からは、気や熱の不足、津液（水）の過剰の傾向があることがわかります。

Aさんが訴える「胃もたれ」は、食事の後に胃に感じる停滞感です。たしかに胃腸が弱く、食べ物の分解や吸収が良くないことを感じさせますが、単純に食べ過ぎたり、身体は欲しがっていないのに（つまり空腹感もないのに）無理に食べたりすると、胃腸は悪くなくても胃もたれすることがあります。Aさんの場合、食事を控えると楽になるようですから、食事との向き合い方を把握することも大切です。いつ胃もたれするかを確かめると、夕食後が特にということでした。朝、昼、夜と食事が重なって胃腸の負担になって夕食後胃もたれするという胃腸の弱さの現われかもしれませんが、Aさんの場合、子どもに付き合って夕食は空腹感よりも時間優先で身体に食事を押しつけることになるので、単純に過食のようなしくみで胃もたれしているのかもしれません。この点は、空腹感に合わせた食事のしかたにするよう、生活をあらためてもらうことにします。

胃腸の働きそのものに異常を来しているときには、食べるといつも痛みや食事の受け入れを拒んで吐き気や嘔吐になったり、吸収できずに下痢になったりすることが多いので、こうした症状があるのかどうかも問診で確かめます。お返事からは本格的な胃の病気はないようですし、大便も軟便程度なので、吸収もそこそこできているようです。もし吸収できない胃腸の状態なら、コレステロールや中性脂肪が多くなることはないでしょう。やはり、身体が必要としている以上のものを押しつけているのかもしれません。これは読体術の視点では、津液（水）の過剰につながります。肩こりや頭痛、むくみも津液の過剰に関係する症状で、Hタイプ湿痰の体質に特徴的な症状です。

ただ、このように食事のしかたの問題だけではなく、胃の不調に伴って体重が1kg減ったことや以前から貧血傾向があることは、胃腸と関係の深い東洋医学でいう「脾」の働きの弱さと関係していそうです。身体に必要なものや血液を作るのも「脾」の働きのひとつですから、もともと体質として「脾」の働きが弱いことを意味しているようです。これは読体術の視点では、気の不足、脾気虚に関連します。Aタイプ脾気虚の体質に属します。「気」の不足は、身体を外界の影響から守る免疫力の低下でカゼを引きやすかったり、水や血液の動きの悪さにつながったりします。Aさんのむくみ、肩こり、頭痛にも関係していそうです。

Aさんには、ほかに月経に関係する症状があります。月経は「血」と関係が深い機能で、Cタイプ血虚やGタイプ血瘀の体質で月経症状がよく見られますが、

「気」の関わりも深く、Ａタイプ脾気虚では月経間隔が空いたり経血出血が長引いたりします。月経前のいろいろな症状には、「気」の巡りの悪さが関係していることが多く、Ａさんにもその傾向が見られ、肩こりや頭痛にも「気」の巡りの悪さがかかわっています。

▼舌や脈を診る

診察室では、こうした問診が終わると、次に舌や脈を診て、ここまで把握してきた考え方を確かめます。

ちなみに、望診で見た体型の情報を実際の数字で表示する体格指数ＢＭＩ［体重（kg）を身長（m）×身長（m）で割った数値］があります。22が標準で、日本肥満学会では25を超えると肥満、18・５未満は痩せ過ぎと定義しています。肥満は東洋医学的には津液（水）の過剰と判断します。Ａさんは１６１cm、60kgで、ＢＭＩ23・１です。数字的にはそれほどの肥満状態ではありませんので、水の量全体が過剰なのではないようです。しかし、望診の印象から動きの悪い水の存在を示しているので、治療では余分な水を処理する応援を考慮するのがよいように感じます。

舌診で舌の様子を見ます。舌が痩せて見えます。脾が必要なものを十分合成できていないことの現われかもしれません。脾の力を治療で応援する必要性を感じさせます。舌の縁に歯の痕が付く歯痕が少し見られます。歯痕は、気の不足で舌の張りがなく、動きの悪い水が多少見られることを示しています。舌の表面に見られる舌苔は身体全体の水の過不足を反映しますが、Ａさんは白く薄い標準的な状態なので、体格で判断したのと同様に、水の全体量の過剰さよりも動きの悪さを示しています。

舌の裏の静脈が少し膨らんではっきり見えます。「舌《ぜっ》下《か》静脈《じょうみゃく》怒張《どちょう》」といって、「血」の流れの悪さを意味します。元気を増やすことで水や血の動きを盛んにさせることの必要性を物語っています。

血管の中を巡る血液の勢いや大きさを示しているのが脈診の様子です。Ａさんの脈は「沈《ちん》・細《さい》」です。「沈」はあまり元気がなく巡っている様子、「細」は量が少なかったり勢いがなかったりすることを意味しています。ここまでの分析と一致するような脈の特徴です。

こうした診察を通して、Aさんは「気の不足」を主体に、気の不足の結果や飲食が多めの生活習慣からくる「水の停滞による過剰」が見られています。加えて「気の巡りの悪さ」と「血の動きの悪さ」の状態が少し絡んでいます。

②治療の考え方

この状態を解決するためにどんな漢方薬を使えばよいのでしょうか。もちろん、把握した問題点を解決できる薬を選択するのですが、病名や症状の寄せ集め、体型だけで漢方薬を決める方法とは違っています。読体術の方針では、身体や症状を分析したのと同じ見方で漢方薬を扱います。「気、熱、血、津液（水）」の過不足の状態に働きかける作用が、どの漢方薬の中に、どのように含まれているかを理解しておくことで、Aさんに必要な漢方薬を選択、採用するのです。

Aさんには、まず胃腸の働きを盛り立てる作用を中心にします。そのことで「弱った気」の働きを充実させます。

次に課題になる動きの悪い水の処理は、利湿薬と呼ばれる水を処理する作用を持った成分で対応します。津液の過剰を解消する作用を意味しますが、利尿剤のように強制的に水を体外に追いやる作用と違って、身体の中で水を巡らせることで、余分になっているところからなくす作用です。胃のもたれも、消化吸収機能そのものが低下しているというよりは胃腸の動きが停滞している状態ですから、巡らせる作用が役立ちます。

胃腸の動きや水の巡りを良くする目的で「気の巡り」を良くすることも治療として大切です。月経前の症状に対しても役立ちます。

こうした考えから半夏白朮天麻湯と香蘇散の組合わせを決定しました。半夏白朮天麻湯には、胃腸の働きを高めたり、腸の動きを整えたりする作用を骨格に、消化吸収を高める成分も含まれます。利湿薬のほか、胃腸を温める成分や「気」の拡がりを助ける成分も含まれます。頭痛やめまいを改善させる成分も組み込まれています。Aタイプ脾気虚、Hタイプ湿痰を主体に、Eタイプ気滞にも適した作用の組合わせです。

香蘇散は「気」の巡りが順調になるように穏やかに働きかけます。Aさんのように、「気」の不足を伴う巡りの悪さを解決するときに使いやすい漢方薬です。Eタイプ気滞を主体にAタイプ脾気虚にも適した作用です。

2 Eタイプ気滞の体質の症例

(1) 病気の様子 ―― 不眠とげっぷ

40歳の女性Eさんです。不眠とげっぷの相談で1月下旬に受診しました。

疲れ感、眠さはあるのですが、寝付きが悪く1時間ほどは眠れず、寝ても途中で目が覚めると朝まで寝られないままです。睡眠時間は4~5時間で少ないです。日中に眠くなり、昨年4月からひどくなり、翌日が休みのときは眠れるそうです。同時期から職場のストレスが続いていました。仕事は楽しくありません。生きがいをあまり感じません。

もうひとつは、げっぷやガスが1日中出て、食後に腸からわき出す感じが不快です。朝起きたら吐き気がします。お腹の痛みはなく、大便もやや軟便ですが、困ることはありません。食事はおいしく食べられます。空腹よりも時間で食事することが多く、間食も多いです。

こうした症状のほか、火照りや頭痛がするので、ある病院から柴胡加竜骨牡蛎湯《さいこかりゅうこつぼれいとう》と黄連解毒湯《おうれんげどくとう》をもらって少し良かったのですが、悪夢を見るようになりました。柴胡加竜骨牡蛎湯と半夏厚朴湯《はんげこうぼくとう》の組合わせに変わってからはまた眠れなくなり、さらに何かが追加になって3種類の漢方薬になりましたが、良くならないので6月に中止しました。別の病院から安中散《あんちゅうさん》と黄連解毒湯を2週間もらい、そのときに感じていた胃の硬さや左目の痙攣、肩こりは軽くなりましたが、不眠やげっぷは変わらず残っています。

座り仕事が多く、ときどき腰の痛みになったり、肩こりがあります。低気圧のときには頭痛になります。口渇が強く、コーヒーなどの飲料が多いです。尿は普通ですが、むくみを感じます。

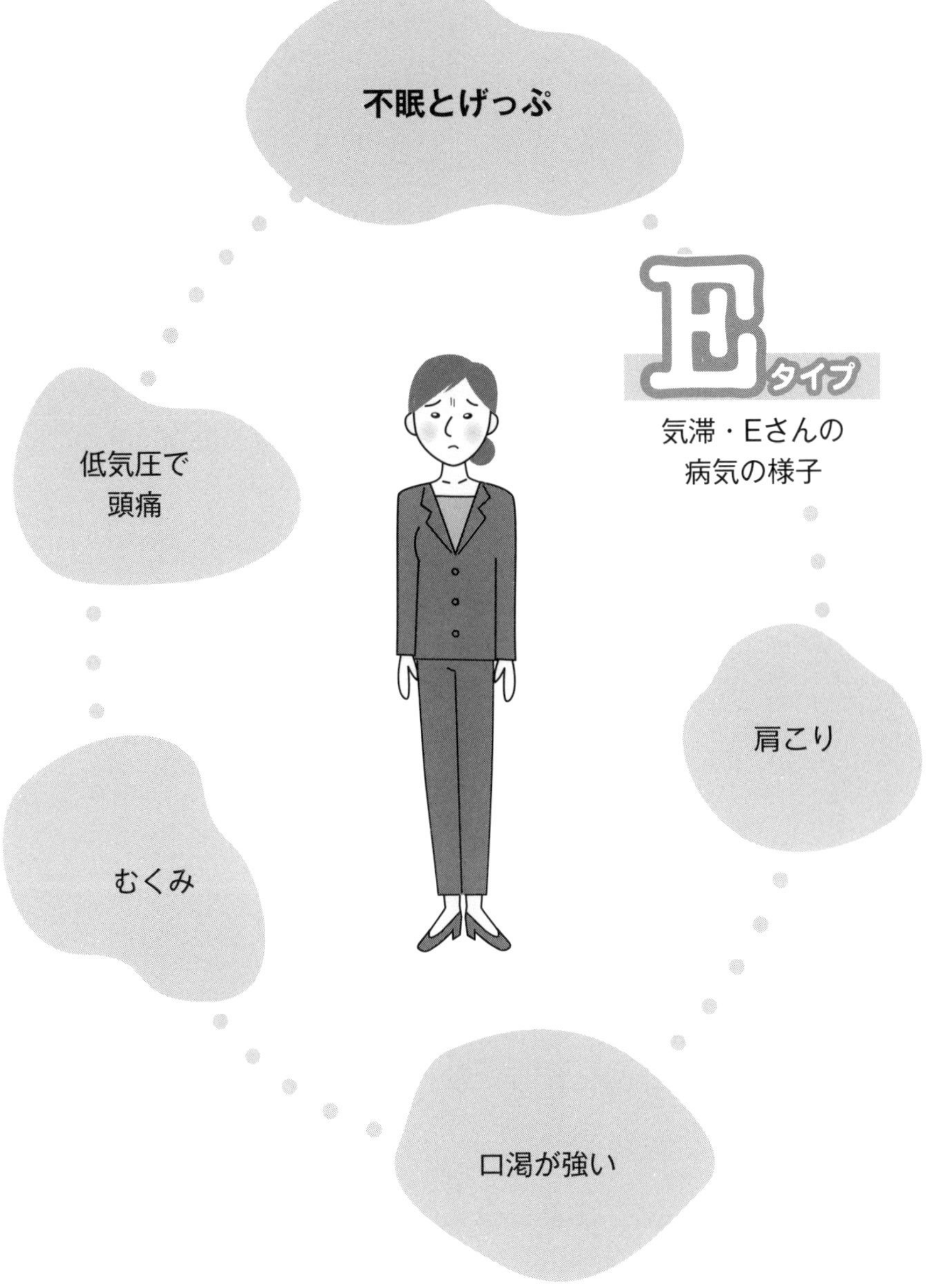
不眠とげっぷ
Eタイプ
気滞・Eさんの
病気の様子
低気圧で
頭痛
肩こり
むくみ
口渇が強い

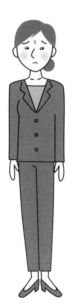

月経は順調で、月経痛はほとんどなく、月経前後の体調の不調変化もありません。

　血液検査で潜在的な甲状腺機能低下症があると言われていますが、現在、甲状腺の働きは正常です。

　読体術の体質判別の材料となるチェックリストで該当した症状です。

> 手足が冷える　食べると腹が張りやすい　雨や湿度の高い日に体調が悪い　薄い痰が出やすい　痒みを感じることが多い　げっぷが出やすい　のどや胃がつかえる感じがする　げっぷやガスが出ると楽になる　イライラしやすく怒りっぽい　目が充血しやすい　不眠になりやすい　皮膚が乾燥しやすい　のどが渇くことが多い　夢をみることが多い　物忘れしやすい　不安感が強い　目が疲れやすくかすみやすい　肩がこりやすい　月経血の塊が多い　薄い水のような鼻水が出る　舌の縁がギザギザ（歯痕）

この回答をもとに体質を分析すると次頁の図のようになります。

　気滞と血虚に大きなピークがあり、湿痰や陰虚など、津液の過不足のピークがこれに続きます。

　気の巡りが悪いことで、血液や水の動きが悪く、血の不足や、水がたりなくなるところや過剰になっているところがあるようです。

(2) 治療と経過

　後でご紹介するような診断や治療の考え方に基づいて、漢方薬治療を行ないました。
コタロー抑肝散《よくかんさん》加陳皮《かちんぴ》半夏《はんげ》エキス細粒3g（1包）＋コタロー香蘇散《こうそさん》エキス細粒2g（1包）
を1日3回飲んでもらいます。

①2週後の受診

　目の痙攣が気付いたら治まっていました。雨天でも頭痛になりませんでした。服用初日から、途中で目が覚めてもまた寝られるようになりました。でも、悪夢

〈Eタイプ気滞〉

チェックリスト①の数

脾気虚	腎陽虚	血虚	陰虚	気滞	湿熱	血瘀	湿痰
8	5	19	15	20	7	8	13

下のチャート図では作図の都合上、最大数を基準に比例計算して７本の補助線上に表示しています

読体術体質判別図

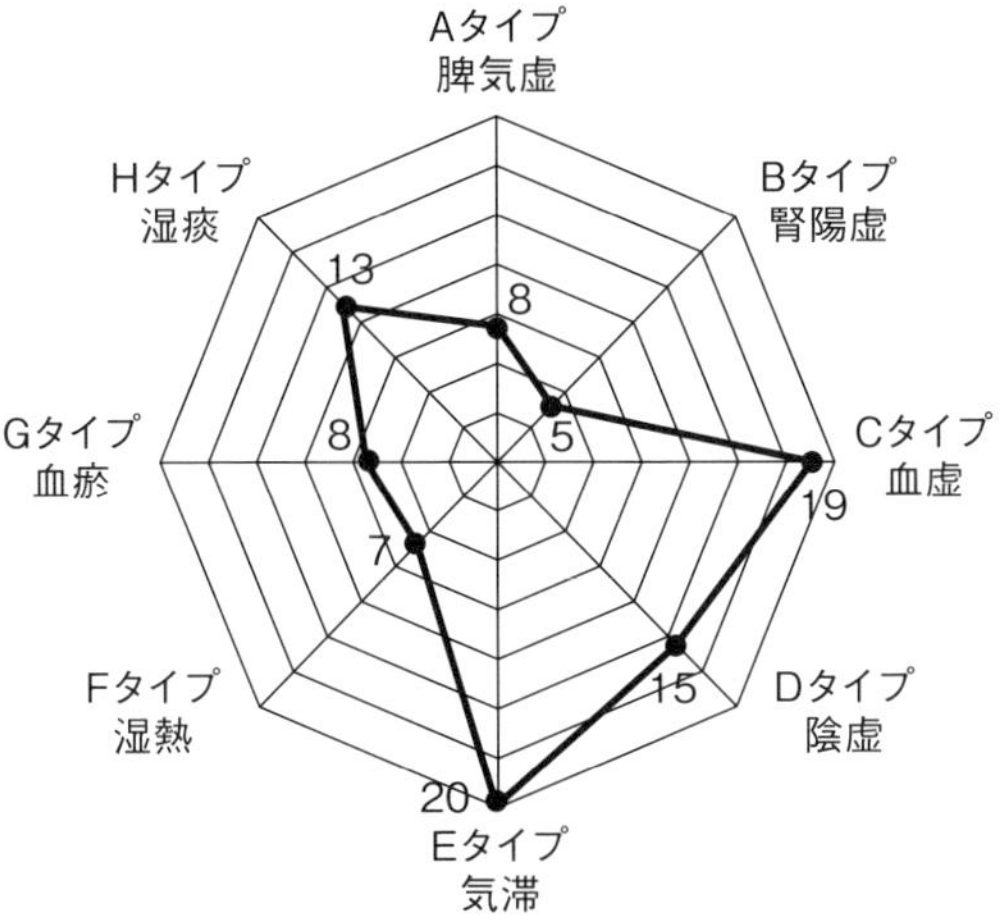

は続きます。夜中に目覚めたときには寝汗をかいて火照っています。

しかし残念ながら、げっぷとガスがひどくなった印象です。大便も便秘と言うほどではありませんが、以前より硬くなって少し出にくい感じになりました。天候の悪いときには食後に後鼻漏《こうびろう》（鼻水がのどのほうにまわって落ちる）になり、ひどいときは吐き気になります。でも、食欲は良好で、起床時の吐き気はありませんでした。

早々に良くなった睡眠の状態や、かえって悪くなった胃腸の症状があり、同じ薬を続けるかどうか判断に迷います。しかし、頭痛、朝の吐き気、目の痙攣が改善するなど、身体の巡りに関しては良くなった印象があり、目覚めてもまた眠れるようになるなど、こもっていた気の巡りがほぐれている感触もあります。ひどくなったげっぷやガスの症状は、胃腸の動きが盛んになった結果の、一時的な悪化と解釈できるので、治療方針や薬を変える必要はないと判断しました。食後の後鼻漏も、水の巡りが盛んになって動き出した症状だ

と考えて、このまま同じ治療を続けることにします。

②以後の経過

こうして、同じ薬を続けてもらっていて、寝付きも早くなり、朝5時頃まではぐっすり眠れるようになりました。夢の内容も気持ち悪さが少なくなって、夢の中で怒ったりすることがなく、覚えていないことが多くなりました。湯たんぽをなくしたら寝汗が減りました。仕事中に背中が熱くなったり、コートを着て動くと熱く感じるようになったりして、自分の熱が身体をよく巡るようになった印象があります。

数週間はげっぷやガスの様子は強くなったままで横這いでしたが、便通は苦しくなくなりました。糖質を控えるようにしたら、食後の腸からガスがわき出す感じは軽くなって、後鼻漏もなくなりました。2カ月ほどすると、寝付きも良く、夢を見ても覚えていない状態になり、食後の腸のぼこぼこもほとんどなくなって、ガスも穏やかで、げっぷが出ても気にならなくなりました。頭痛や火照り、寝汗も数えるほどになり、日中の熱い感じも気にならなくなりました。

気の巡りが滞ってこもってしまうことで胃や腸の動きが止まったり逆流したり、こもった気が熱になって火照りや頭痛を作ったり、水の動きの悪さが後鼻漏やむくみの症状になったりしていたのが、気の巡りの改善と共に解消されたことがわかります。症状によっては良くなったり悪くなったり、変化の様子に違いがあっても、働きかけている方向性と、変化している方向性が一致していると解釈できる場合は、慌てて方針を変えず、方向性を確かめながら同じ治療を続けます。整備された坂道をまっすぐに登っていくイメージではなく、山道を歩くときのように、上がったり下がったりしながら目的の頂上を目指すのが漢方治療の特徴のひとつです。

(3) 診断と治療の考え方

Eさんをどう診断したのか、なぜこの漢方薬を使ったかなど、診察中に考えたことをご紹介します。

①身体の様子

診察室で最初に手に入れる「望診」で外見の特徴を把握します。体格は標準的で、数値も166㎝、59㎏で、BMIは21・4で標準の範囲です。脈診や舌診にも、目立つような大きな特徴はなく、身体の土台の働きには大きな問題がなさそうです。

訴えそのものは、疲れや胃の症状などAタイプ脾気虚と類似する気の不足を思わせる症状もありますが、食事も摂れ、元気がないというよりは、イライラや火照り、頭痛、眠れないなど、むしろ元気が鎮まりにくい印象を受けます。そう考えると、げっぷやガスが多い胃腸症状も、胃腸の動きや働きが騒いでいるように受け取れます。食欲や排便は概ね正常で、Aタイプ脾気虚のように胃腸や気の働きが落ちている感じではありません。

こうしたことから、第一印象として、睡眠や胃腸の働きなどゆったりとした豊かな身体の状態を作るためのしくみが、活発すぎて熱を作り、身体の上のほうに向かう巡りの勢いを強めている状態と判断できます。

身体の働きが活発なのは良いことのようにも思えますが、楽しく思えない仕事のストレスがきっかけとなり、生きがいも感じられない状態で、翌日仕事がないときはよく眠れることから、身体の異常から眠れないのではなく、心理状態が原因となって、気の巡りをこもらせて、身体のしくみが騒いでいると解釈できる状況です。

身体のしくみは、1日中同じように働いているのではなく、時間帯や目的、置かれた状況に応じて、主役や脇役になるしくみを交替させながら身体の良い状態を作っています。このしくみを支えるのが「気」の働きのひとつで、身体の隅々に自在に往き来できることが重要です。Eタイプ気滞の体質では、この気の巡りが滞りやすく、身体のしくみを乱します。滞ったところでは過剰になり、巡らないところでは働きが低下します。

Eさんの場合、気の巡りが身体の中心部分にこもって胃腸の動きを騒がせると共に上向きの勢いを強めています。滞った「気」は、その強い勢いから熱になり、上がった熱が火照りや頭痛、イライラを作り、ゆったりと眠る時間帯になっても熱の勢いで頭の活動が鎮まらず、入眠難や多夢の症状を作っています。読体術の体質判別チャートの血虚や陰虚に見られるピークは、こうした熱が作る頭部での乾きの状態を反映していると考えられます。皮膚や目の乾き、痒み、充血、不安、健忘などが乾きの症状です。

こもった熱が作るのどの渇きなどから、飲み物が多い傾向やたくさん食べることから、身体に多くの水が持ち込まれて、これが気の巡りの悪さと重なって、動きの悪い過剰な水に関係する症状を作っています。むくみや後鼻漏、痰や薄い鼻水などです。

②治療の考え方

以前の治療で、柴胡加竜骨牡蛎湯《さいこかりゅうこつぼれいとう》や黄連解毒湯《おうれんげどくとう》は、この熱を冷ます作用を持っています。火照りや頭痛が少し良かったのは熱が冷まされたからですが、熱を作るもとの気の滞りや上に向かう勢いを解決する作用はありません。半夏厚朴湯《はんげこうぼくとう》は乾かす作用があるので、頭の乾きが強まって眠れなくなったのだと解釈できます。安中散《あんちゅうさん》も胃の辺りにこもる熱を解決するには役立ちますが、気の巡りを解消するまでには及びません。それぞれ、Eさんの見かけの症状を入口に選択した漢方薬では、もとの原因を解決できなかったのです。

こうした分析から、治療においては、熱や乾きを解決するための直接的な働きかけよりも、気の巡りをよくすることを中心において、その結果として血液や津液も目的に応じて身体の中を巡りやすくする方針をとりました。

抑肝散加陳皮半夏《よくかんさんかちんぴはんげ》は、気の巡りを上げ下げ調整して下向きに誘導します。血液や津液に対しても、上げたり下げたり働きかけて巡らせます。Eタイプ気滞への適用を主に、Gタイプ血瘀やHタイプ湿痰にも良い結果をもたらす構成の薬です。

香蘇散《こうそさん》はAさんの治療でも説明したように、穏やかに気を巡らせます。その巡りに乗せて血液や津液をゆっくりと動かします。

3 「気」の話

Ａタイプ脾気虚、Ｅタイプ気滞の体質を決める軸となっているのが「気」です。「気」は生命活動を支える目に見えないエネルギーのような存在で、「元気」とほぼ同じ意味です。簡単に言えば、「気」が不足するＡタイプは疲れやすく、過剰なＥタイプはイライラや不眠など興奮状態が目立つといった具合です。

しかし、「気」は単なるエネルギーではなく、物体としての肉体を目的に応じて働かせるのが「気」の役割で、以下に示すような、いろいろな役目があります。「気」のおかげで、身体のいろいろな働きが順調に機能して、身体が成長します（**推動《すいどう》作用**）。身体にとって大切な「血」や「津液」といった物質も「気」が作り出しています（**化生《かせい》作用**）。身体を温めて（**温煦《おんく》作用**）、血液や水など下のほうに沈みがちな冷たく重いものを温めて軽くして（**気化《きか》作用**）、身体の上のほうや体中にくまなく流れるように導きます（**行血輸布《ぎょうけつゆふ》作用**）。外から病気のもとが入り込むのを防ぎ（**防衛《ぼうえい》作用**）、汗の出る量を調節をしたり、血液やタンパク質など身体に必要なものがむやみに身体の外に出ていかないようにしています（**固摂《こせつ》作用**）。

このように「気」は、いろいろな働きを通して身体を維持する重要な役割を果たしています。肉体としてどんなに完璧でも、「気」がなければ石や金属と同じただの〝物体〟に過ぎないだけでなく、「気」の働きが乱れることで、身体のいろいろなしくみに異常を来すのです。「**病は気から**」という表現は、気力で病気に対処すべしといった解釈ではなく、東洋医学から見ると、「気」が生命活動を支えていると同時に、気の働きが乱れることで病気が生じるということを物語っています。「気」は生命活動のエネルギー源であると同時に、肉体というハードをうまく働かせるソフトウエアやプログラムの側面も持っています。

「気」を作るしくみに深く関わっているのが「脾」で、「脾」の働きが低下して「気」が不足するのがＡタイプ脾気虚の体質です。「気」を巡らせるしくみに深く関わっているのが「肝」で、「肝」の働きが乱れて「気」が滞るのがEタイプ気滞の体質です。

(1) Aタイプ脾気虚

①「気」はどうやって作られる？

親から受け継ぐ「**先天《せんてん》の気《き》**」が「**腎**」にたくわえられていて、これが元気の素になります。持って生まれた生命力の素である「**先天の気**」に、「**脾**」の働きで飲食物から取り込まれる「**水穀《すいこく》の気《き》**」と、「**肺**」の働きで空気中から取り込まれる「**清気《せいき》**」とが結び付いて「気」が完成します。「脾」や「肺」が身体に取り込む元気の素を「**後天《こうてん》の気《き》**」と言います。食事や生活環境が生命力を左右することを意味します。

後天の気を補充する「脾」の力が弱く、「気」が不足するのがAタイプ脾気虚の体質です。

②「脾」の話

胃腸の働きと深く関係する「脾」は、この世に生まれてから後の生命力を補充する重要な役目をするので、「**後天《こうてん》の本《ほん》**」と呼ばれます。食べ物から「気」や「血」や「津液」を作り出す働き（**化生**）をします。胃腸の消化吸収機能と同じですが、それだけでなく、それを「肺」まで持ち上げる初動の力を提供し（**昇提《しょうてい》**）、全身に配る働き（**推動**）にも一役かっています。ほかに、筋肉を太くする働きや手足の力を維持していたり、血液が血管から漏れ出るのを防いだり（**統血《とうけつ》**）しています。現代医学で言う脾臓とはまったく違う概念です。

③Aタイプ脾気虚の特徴

Aタイプ脾気虚では「脾」の働きが低下するので、食欲低下などの胃腸症状だけでなく、こうした「脾」の働きに応じたいろいろな症状や身体の特徴が出やすくなります。

▼脾気虚の外見的特徴
——色白でひょろりとした痩せ型

色白でひょろりとした痩せ型が多く、見るからに疲れやすそうな元気のない感じの体格です。

皮膚に緊張がなく、黄色っぽい顔色で、口数が少なく、声や表情に元気がありません。これも「気」の不足の現われです。

▼脾気虚の舌や脈――元気のない舌、力のない脈

自分の舌を鏡で見てみて下さい。脾気虚の人の舌の色は白っぽく、ボテッとした感じで、舌にも元気がありません。歯の痕が付いて、舌の縁《へり》がギザギザになっている（歯痕）かもしれません。

舌の表面にある苔が、部分的に剥がれていることもあります。

このタイプの人は、手首に指を当てて脈をとると、脈に力がありません。

▼脾気虚の自覚症状の特徴――寒さに強くない

〈胃腸の働きの低下と関連〉

食欲がない、腹部の不快鈍痛、下痢が多い、食後腹満（胃もたれ）

〈化生の低下と関連〉

太れない、疲れやすい、カゼを引きやすい、息切れ、動くと汗が出やすい、手足がだるい

〈昇提の低下と関連〉

立ちくらみ、低血圧、脱肛、内臓下垂、子宮脱

〈推動の低下と関連〉

成長が悪い、しびれ、むくみ、関節のこわばり

〈統血の低下と関連〉

あざができやすい、出血しやすい、血が止まりにくい

「気」は熱の素にもなりますから「気」の少ないAタイプは寒さにはあまり強くありません。

立ちくらみしたり免疫力が低下したりするのは、「気」の量が不足しているからだけではなく、「気」を持ち上げる「脾」の働きが悪くなり、「気」が全身に巡らなくなるからです。特に体の上のほうや表面に「気」の不足の症状が目立ちます。

▼脾気虚がなりやすい病気

《胃腸の病気、感染症、呼吸器疾患、皮膚疾患、汗の異常、腎臓病、紫斑病など》

自覚症状の特徴と重複しますが、「気」や「脾」のいろいろな働きと関連する病気が見られます。

慢性胃炎、慢性腸炎、下痢、便秘など種々の胃腸の病気のほか、「昇提」作用と関連して胃下垂、脱肛、

腎臓下垂、子宮下垂、子宮脱などの内臓下垂、立ちくらみ、低血圧などの病気がよく見られます。

「気」の持つ免疫力が低下すると、カゼやウイルス感染、胃腸炎など各種の感染症にかかりやすく、症状が長引きます。

「脾」の推動の働きが悪いと体表に身体の働きが届きにくくなって、慢性気管支炎、気管支拡張症、気管支喘息、自然気胸などの呼吸器疾患やアトピー性皮膚炎などの皮膚の疾患になりやすくなります。

「固摂」の働きが低下すると多汗症などの汗の異常や、タンパクや血液が尿に漏れてネフローゼや糸球体腎炎などの腎臓病になります。「統血」作用が低下すると、血管から血液が漏れる紫斑病になります。筋萎縮症などの筋肉が細くなる病気とも関係します。

▼脾気虚とほかのタイプとの関係

Aタイプ脾気虚は、同じく「陽」が不足する仲間であるBタイプ腎陽虚の特徴を併せ持つことがよくあります。

「気」の力が弱いと「血」の流れが悪くなってGタイプ血瘀、「津液」の動きが悪くなってHタイプ湿痰、「血」の産生が悪くなりCタイプ血虚の特徴を併せ持つことが少なくありません。

Eタイプ気滞では「脾」の働きも悪くなり、Aタイプ脾気虚の状態になっていることもよくあります。

症例のAさんにも、Hタイプ湿痰やEタイプ気滞の特徴が見られていましたね。

④Aタイプ脾気虚の養生術

Aタイプ脾気虚の養生術には、守りの策として「脾」に負担をかけない方法、攻めの策として「脾」の働きを強くする方法を工夫することがポイントになります。

▼脾気虚の養生――守りの策

ⓐ必要以上に食べない

「脾」の働きが悪いために「気」が不足しているこのタイプの養生術は、まず「脾」の働きを悪くさせない工夫が一番です。そのためには必要以上に食べないことが養生術の基本です。

「元気をつけるために食べちゃいけないの?!」と意

外に思う人もいるでしょう。事実、元気や食欲のない人ほど、栄養を考え、規則正しい食事を心がけるあまり、食欲もないのに無理に食事を摂りがちです。

しかし、食べる行為がそのまま元気につながるわけではありません。食べ物から身体に役立つものを抜き出すには大きな労力を必要とし、「脾」にとっては大変な仕事なのです。栄養があると言われる食べ物ほど消化に多くのエネルギーを必要とし、「脾虚」に拍車をかけます。お腹が空いていないのに無理矢理食べることは「脾」の負担となり、かえって「気」を損ないます。無理にたくさん食べたり、朝・昼・晩時間通りに食べたりするよりも、空腹を感じた食べ方に変えましょう。

Aタイプ脾気虚の人は、胃の働きが弱って、胃腸に与えられた仕事をこなしきれずに困っている状態ですから、まず胃腸への負担を少なくすることが、栄養を摂ることよりも大事です。栄養価の高いものは控えめにして、むしろ消化の良い粗食を中心にするのがお勧めです。空腹感がないときは、食事を少なめにするか、抜くなど、頭で食べずに、「身体の声」を聞いて、空腹感と相談しながら食べることが養生術の極意です。

(b) 冷たい食べ物・飲み物に注意

「脾」を守るためには胃腸や体を冷やさないことも大切です。冷たいものや水分の摂り過ぎは「脾」の熱を奪い、働きを低下させます。冷たい食べ物や飲み物は控えめにして、火の通った消化の良いものを主にするのも大切です。トマトやキュウリなど生野菜や果物など、食べ物の性質として体を冷やす傾向のある食材の摂り過ぎにも注意しましょう。

▼脾気虚の養生――攻めの策・休息や睡眠を十分とる

守りの策を続けても、もともと弱い「脾」が強くなるわけではありません。では、弱い「脾」を強くして「気」を増やす攻めの策はというと……。これまた意外にも、「身体を疲れさせる」のが極意です。

身体は、その必要性に応じて状態を変えます。例えば、筋肉は使うから太く強くなります。使うことで、筋力を付ける必要性を身体が感じるからです。「脾」の働きも同じことで、「脾」の力が弱いままじゃ困るという実感を身体に持たせることが、「脾」の働きを強めるただひとつの道です。そのために、くたびれるくらいに身体を使って、「気」が足りないことを身体にわからせましょう。「気」が少なくては困るという実感を身体に持たせるのです。

「こんなに疲れやすいのに、これで身体を使ったら、ますます疲れちゃうよ」という声が聞こえてきそうですが、もちろんその後十分休息することが不可欠です。**「休息や睡眠を十分とる」**ことで身体は気を増やします。疲れたらたっぷり休む、特に夜に睡眠をたっぷりとって、また翌日身体をたくさん使って疲れましょう。身体をたくさん使い、夜はたっぷり休む。たっぷり寝たら、また動く。これが「脾気虚」攻略の秘策です。

▼脾気虚に適した食べ物・食べ方

(a) 適した食べ物

胃腸の働きを盛り立てる作用を持つものが適しています。身体を温める性質のあるものが多いです。

(例) ニラ、ジャガイモ、カボチャ、キャベツ、ブロッコリー、ニンニク、ショウガ、アジ、サバ、マグロ、鶏肉、リンゴ、モモ、サクランボ、イチジク、燗酒

(b) 適さない食べ物

胃腸を冷やして働きを悪くさせるものや水を増やして胃腸に負担をかける作用を持つものは適しません。

(例) レタス、ナス、キュウリ、ダイコン、チンゲンサイ、トマト、スイカ、バナナ、タコ、クラゲ、ビール

《食べ方の注意点》無理にたくさん食べない。食事の時間にこだわらずにお腹が空いたときに食べる。タンパク質や脂肪などを豊富に含む栄養価の高いものは控えめに。

⑤脾気虚に適した漢方薬

脾の力を強めて、気を増やす作用を持った漢方薬が脾気虚に適した漢方薬です。その作用を骨格に、気が不足した結果起きている症状や病気を解決する作用も組み込んで、いろいろな漢方薬ができあがります。人参湯《にんじんとう》、補中益気湯《ほちゅうえっきとう》、参苓白朮散《じんりょうびゃくじゅつさん》、藿香正気散《かっこうしょうきさん》などが脾気虚の人に向いている代表的な漢方薬です。

▼人参湯

人参湯は、胃腸の働きを高めて気を増やす成分（人《にん》参《じん》、白朮《びゃくじゅつ》、甘草《かんぞう》）に加え、身体の芯を温める成分（乾《かん》姜《きょう》）があるので、お腹の冷えを伴う胃腸の弱さに適しています。

▼補中益気湯

補中益気湯は、胃腸の働きを高めて気を増やす成分（人参、白朮、甘草、大棗《たいそう》）のほかに、「気」を持ち上げる昇提作用に優れている成分（黄耆《おうぎ》、柴胡《さいこ》、升麻《しょうま》）で「気」の巡りも良くし、それに伴って血（当帰《とうき》）や津液（陳皮《ちんぴ》、生姜《しょうきょう》、白朮）の巡りを良くする成分も含んでいます。「気」が表層や上方によく届くようになるのでカゼ、鼻炎、皮膚の疾患、低血圧、めまい、発汗異常といった、表層や上部で働きが低下した症状を解決してくれます。

このほか、処方構成の中に「脾」の力を高めて「気」の産生を増やす成分が含まれる漢方薬はすべて、その作用で気虚の体質に適合します。１５３頁の漢方薬一覧表の脾気虚の欄に◎や○が付いている漢方薬がそれに相当します。こうした漢方薬は、脾気虚のタイプに適しています。

気虚の特徴は共通でも、その原因や結果として生じているそれ以外の状態に合わせて、「気」を増やす作用以外の作用に目を向けて適用を判断することが必要です。それには専門的な知識をもとに、病気の原因や症状に応じて使い分けることになりますが、前述の一覧表を使って、読体術の分析の視点で見た漢方薬の特徴と自分の体質判別チャートで現われた脾気虚以外のピークと照らし合わせることで、自分に合った漢方薬かどうかをおおまかに判断することができます。

(2) Eタイプ気滞

① 「気」はどうやって巡る？

Aタイプ脾気虚と同じ「気」の軸にあって、Aタイプとは反対の過剰に位置するEタイプ気滞の体質では（16頁）、「気」の巡りの悪さが問題になります。「腎」に蓄えられて「脾」と「肺」の働きで作られた「気」は、量が十分あるだけでは役に立たず、目的に応じて体中を自由に往き来することが大切です。「気」の巡りは、熱（主にBタイプ腎陽虚と関係する「腎」の熱）によって原動力が提供され、スムーズに巡るように調節をしているのは東洋医学でいう「肝」の働きです。「肝」の働きが乱れて「気」の流れが滞り、過剰や不足など気の配分に偏りが生じたものを読体術ではEタイプ気滞としています。

②「肝」の話

「肝」の性質は、自然界の樹木や大気中の風にたとえられます。樹木が地面に蓄えられた養分や水を吸い上げて、空に向かって枝葉を伸び拡げて水を発散するように、「肝」は身体の「気」や「血」や「津液（水）」を全身に運んで配る役目をしています。風が吹くと地上のいろいろなものが遠くに飛ばされるように、「肝」が動かす「気」に乗せて、状況に応じて必要な場所に必要なだけの血液や水を提供します。蓄えている場所から身体の隅々、目的の場所まで引き連れて動かすのが「肝」の役目です。

「肝」は情緒や感情の調節、筋肉の動きの調節もしています。緊張したり、興奮したりすると「肝」の働きが過剰になり、手が震えたり筋肉がピクピク痙攣したりするのは「肝」が関係しています。

「肝」は、「気」が関わるいろいろな働き（化生、推動、防衛）の中で、目的地に向かって動かしたり発散させたりする役目を果たしています。汗、涙、鼻水、くしゃみ、咳、排便、排尿、排卵、射精、唾液、消化液、消化管の動き（げっぷ、おなら）、呼吸、血流、出血などさまざまな現象で、外に向かう力を「肝」が提供しているのです。

こうした役目を果たすために「肝」は伸びやかで躍動的な性質を持っています。「肝」の働きが過剰になり過ぎると、外向きの動きが強くなり過ぎて、多汗、出血、動悸などになります。何かに集中し過ぎたり、クヨクヨとふさぎ込んだりして緊張が解けないと「肝」が伸びやかでなくなって「気」の流れが滞ります。これが「肝鬱気滞《かんうつきたい》」と呼ばれる状態です。流れが滞ることで、あまっているところと足りないところの偏りができ、過剰と不足が共存します。イライラする一方で気が滅入ってみたり、顔は火照るのに手足は冷えたりします。

「肝」は抑鬱感、イライラ、怒りなどにさらされることが多いと、炎のように燃え出します。この炎はほかの臓器の「津液」を消耗して乾燥の症状を作ります。「肺」では空咳《からせき》、黄色い痰、「胃」では胃痛、胸やけ、「心《しん》」（東洋医学で言う心は脳の働きとも関係しています）」では不眠、イライラなどになります。「肝」の乱れは「脾」の働きを悪くさせることがよくあり、感情の動揺が原因で食欲がなくなったり、下痢や腹痛になったりする現象と関係しています。

③Eタイプ気滞の特徴

「気」の巡りが滞ることで、過剰と不足の両側面の症状や特徴が同時に見られることが、このタイプの大きな特徴です。

▼気滞の外見的特徴――細身で筋肉質

Eタイプ気滞の人は、細身ですが筋肉質で、実際よりも長身に見える体型です。

少し赤ら顔で、充血気味の鋭い目付きをしています。几帳面で神経質な感じで、気むずかしい表情をしていることが多いでしょう。気力は充実しているように見えますが、イライラ、カリカリしていて、少しけだるそうにも見えます。

▼気滞の舌や脈――赤味のある舌、抵抗感のある脈

舌の縁《へり》や先端が、ほかの部分に比べて赤味が強いかもしれません。舌の表面にある苔が少し黄色を帯びているときは、気滞のために熱をこもらせている証拠です。

手首に指を当てて脈をとると、ピンと張った弦を上から押さえつけるときのような抵抗感があります。

▼気滞の自覚症状の特徴――張りや痛みなど

「気」の流れが渋滞すると「気」が一カ所に充満するので、張りや痛みを生じます。滞った「気」は、身体の中心部にこもりやすく、風船のように身体の上部に集まるので、張った感じや痛みは、腹や横隔膜の場所、胸、頭に多く見られます。特に、「肝」が関わる通り道の「陰部—下腹部—脇腹—乳房乳首—喉元—舌の根本—鼻の奥—目の奥—額—頭のてっぺん」を結ぶ線に沿った部位に張りや痛み、詰まった感じが多く見られます。女性では月経に関係してこの線上に張り感の強い症状が出やすく、月経周期が一定しないのもEタイプ気滞の特徴のひとつです。

渋滞した「気」がときどき発散するので、げっぷやおならが多く、よくため息をつきます。ふくらんだ風船が破裂するときのように、ちょっとしたことで爆発してすぐ怒り出す傾向があります。

「気」の渋滞のために熱がこもります。口の渇きや苦み、顔の火照り、頭痛、耳鳴りといった、身体の上部に熱の症状を作り、いろいろな場所に激しいかゆみを感じます。熱がほかの臓器に移ると、胃の痛み、吐き気、胸やけ、動悸、不眠、夢を多くみる、空咳や黄色い痰などの症状になります。

「気」がこもって全身を巡らないので抑うつ気分になったり、渋滞の先では「気」が不足するので倦怠感やカゼを引きやすいといった「気」の不足の症状が出たりします。このように偏りができて、余りと不足が同居するのが「気滞」の特徴です。それが元気なようで疲れやすい気滞の特徴を作ります。夜遅くまで頑張るタイプで結構無理がきく反面、落ち込むとすっかり元気がなくなって「だるい」と言ったり、ため息を連発したりします。イライラした感じのだるさで、外見的には憂うつな感じを受けます。

突然痛んだかと思うと急に治ったり、痛む場所があちこちに移動したりするのもEタイプ気滞の特徴です。

▼気滞がなりやすい病気

《神経症、生理不順、脳の疾患、呼吸器の疾患、皮膚の疾患など》

「気」の流れの悪さは、神経症、双極性障害、自律神経失調症、生理痛、各種の神経痛、頭痛、円形脱毛症、便秘症、感冒などの病気に結び付きます。

「肝」の筋肉の調節や月経の調整などの働きと関係の深い病気として、てんかん、四肢麻痺、生理不順などがあげられます。

「肝」の異常が「火」となって頭に上ると脳出血やくも膜下出血に、「心《しん》（中枢神経の働き）」に伝わると不眠症、不整脈、口内炎、「脾」や「胃」に伝わると胃十二指腸潰瘍、神経性胃炎、過敏性大腸炎、逆流性食道炎、「肺」に伝わると気管支喘息、慢性咽喉頭炎、アトピー性皮膚炎（皮膚は「肺」と関連します）などの病気になることがあります。

▼気滞とほかのタイプとの関係

「肝」は消化機能に関して「脾」と協同作業をしています。そのことから「肝」の勢いが病的に強まると「脾」をいじめて「脾」の働きを悪くさせがちで、Aタイプ脾気虚の特徴も見られるようになります。

「気」の滞りで病的な熱がこもると、「津液」を消耗させてDタイプ陰虚に似た状態になります。こもった熱と「湿」が結び付くと、Fタイプ湿熱の症状が見られるようになります。

Eタイプ気滞の「肝」の異常は「血」の動きにも影響して、Cタイプ血虚やGタイプ血瘀の状態になりやすく、これらのタイプの特徴も併せ持っていることが少なくありません。

「気」の動きの悪さは、「津液」の動きも悪くして、Hタイプ湿痰にもなりやすくなります。

④Eタイプ気滞の養生術

Eタイプ気滞の養生術は、「気」の巡りの邪魔をする状況を取り除く守りの策と、「気」の動きを盛んにさせる攻めの策がポイントになります。

▼気滞の養生――守りの策

ⓐ半分だけ懸命に、残り半分はいい加減

「肝」は上に外に伸びる力を持っています。激しいストレス、イライラ、怒り、抑うつ気分、ひとつのことに集中しすぎたり、クヨクヨふさぎ込んだりして、こもったり内向きが強い状態に長い間さらされたりすると、伸びやかさが失われて「気」が滞ります。「気」の流れを邪魔する原因を生活の中から少なくします。

緊張が長く続く状況は避け、あまり神経質にならずに、頑張る気持ちと運命にまかせる気持ちと半々にし

て、心《こころ》にゆとりを作りましょう。張りつめた弦からは、美しい響きは生まれません。さほど懸命にならなくても、自然と良いほうに流れてゆくものです。完璧を求めず、半分くらいを目標に、気楽な姿勢で生活することが秘訣です。半分だけ懸命に、残り半分はいい加減に。

(b) 物事を肯定的にとらえる

「気」が自由にいろいろな方向に動けるように道を開くことも大切です。心配事や嫌なことがあると、誰でもそのことばかり考えがちです。そういうときこそ、いろいろなものに興味を持ち、普段目が向かないほうも眺めてみましょう。昔あった楽しいこと、これから起きる楽しみごと、話題のテレビ番組、お買い得情報、グルメの特集記事、超常現象の不思議、社会の問題、外国の情勢、国と国の争い、宇宙の謎や彗星の接近、動物の絶滅問題や昆虫の世界……。身の回りには、いろいろな世界があるものです。心配や憤りや喜びや悲しみ、いろいろな気持ちを自分の中に発見して下さい。ひとつのことにこだわらない姿勢が役立ちます。気が滞ると、何でも悪い見方をしがちです。でも広い見方で視点を変えてみると、必ず自分を慰めたり、喜ばせたりできる見方があるはずです。四方八方に考えを発展させて、物事を肯定的にとらえ、明るい気分で過ごすことが大切です。嫌なことがあれば、楽しいことを頭にいっぱい集めて、帳消しにしましょう。

▼気滞の養生――攻めの策・声を出して笑う

積極的に「気」の動きを良くする攻めの策には、いろいろな方向から刺激を与え、「気」をいろいろな方向に「引き出す」ことがポイントです。そのためには、まず「身体を動かす」こと。そして、大切なのはそのときの気分。いやいや動くときと、楽しい気分ではしゃいでいるときとでは、動きの感じが全然違うのはおわかりでしょう。気分の持ち方で「気」の動きがまったく変わってしまうからです。

楽しいワクワク気分のときには、じっとしていても「気」が体中を盛んに巡ります。身体も自然に動きます。少しでも嬉しい、楽しい気分に出会えたら、じっとしていないで飛び跳ねることです。ワクワクする瞬間をどれだけたくさん持てるか、それが〝病気〟と〝健康〟の分かれ道です。

声を出して笑う動作は、リズミカルな身体の動きが「気」の巡りを良くして、たまった「気」を入れ換えます。声を出して心から笑える瞬間をたくさん作りましょう。1日に1回は大きな声で笑う。そんな、笑い声の絶えない生活を目指してほしいものです。

「明るく、気分を軽く、楽しく、動く」四重「く」を意識した生活が気滞養生の秘訣です。

▼気滞に適した食べ物・食べ方

(a) 適した食べ物

気の巡りを良くするものや、こもった熱を冷ます作用、気分を鎮める作用を持つものが適しています。

(例) タマネギ、ラッキョウ、シソ、シュンギク、チンゲンサイ、セロリ、ニガウリ、アサリ、クラゲ、鶏卵、ハチミツ、豆腐、スイカ、牛乳、適量（少量）の酒、サフランやラベンダーなどのハーブティー

(b) 適さない食べ物

熱を増やす作用のあるものは、気の滞りでこもった熱を強める心配があり、適していません。

(例) クルミ、ニンニク、サンショウ、リキュール類、蒸留酒（ストレート、ロック）、燗酒

《食べ方の注意点》食事中は考えごとをしないで、食べることを楽しみながら、ゆったりとした食事をしましょう。

⑤気滞に適した漢方薬

気の巡りを良くすることを目的に、その原因解決や気滞の結果生じている問題の解決などのいろいろな働きかけを組み合わせた漢方薬が気滞の解決に使われます。半夏厚朴湯《はんげこうぼくとう》、抑肝散加陳皮半夏《よくかんさんかちんぴはんげ》、香蘇散《こうそさん》などが気滞の体質に適合する代表的な漢方薬です。

▼半夏厚朴湯

「気」の巡りの邪魔をする「痰飲《たんいん》」を取り除きます。固まった水の滞りを砕いて解消する成分（半夏、厚朴）、「気」を外に発散させる成分（蘇葉《そよう》）、水を巡らせる成分（茯苓《ぶくりょう》、生姜《しょうきょう》）などでできています。のど元につまり感や異物感を感じる「梅核気《ばいかくき》」と呼ばれる気滞の病態を解決する代表方剤です。気の滞りに加えて、

津液の停滞も解消する構成で、Eタイプのほか、Hタイプ湿痰にも適合する漢方薬です。

▼抑肝散加陳皮半夏

「気」を上下に巡らせる成分（柴胡《さいこ》、釣藤鈎《ちょうとうこう》）に、湿を解消し（陳皮、半夏）、水を巡らせ（白朮《びゃくじゅつ》、茯苓）、血を巡らせる成分（当帰《とうき》、川芎《せんきゅう》）が加わります。「気」の滞りが原因で、水や血の滞りにまで至ったものを解決します。

胃腸や腹部に滞りを感じるものから、肩こり、頭痛、不眠といった、身体の上部にこもった熱や水を引き下ろすのに役立ちますので、気滞に応用範囲の広い効果が期待できる方剤です。

このほか、処方構成に「気」の巡りを改善する作用を持つ成分が含まれる漢方薬はすべて、気滞に適合した漢方薬と考えることができますので、153頁の漢方薬一覧表の気滞の欄に◎や○が付いている漢方薬は、Eタイプ気滞に適していることがわかります。

さらに、気滞が引き起こす熱の症状、水の停滞、血の滞り、乾きの症状などに対応する成分を含むかどうかで、個々の状態に合わせて選択します。前述の一覧表では、気滞のほか、湿痰、血瘀、陰虚の項目に○が付いたものがこれに相当します。自分の体質判別チャートのピークと照らし合わせることで、適合性を判断できます。

［2］「熱」の視点から病を診る

1　Bタイプ腎陽虚の体質の症例

(1) 病気の様子——手や足が冷える

68歳の女性Bさん、冷え症の相談で6月下旬に受診されました。具体的には、65歳頃から冬に手や足が冷えて、レイノー症状（手足末端の皮膚の色が血流の悪さのために白くなる症状）にもなるそうです。

冷え症と言えば、身体の熱を増やして解決できると思われがちですが、Bさんの症状の特徴からは、後で詳しく解説するように、単に冷えているだけではなく、

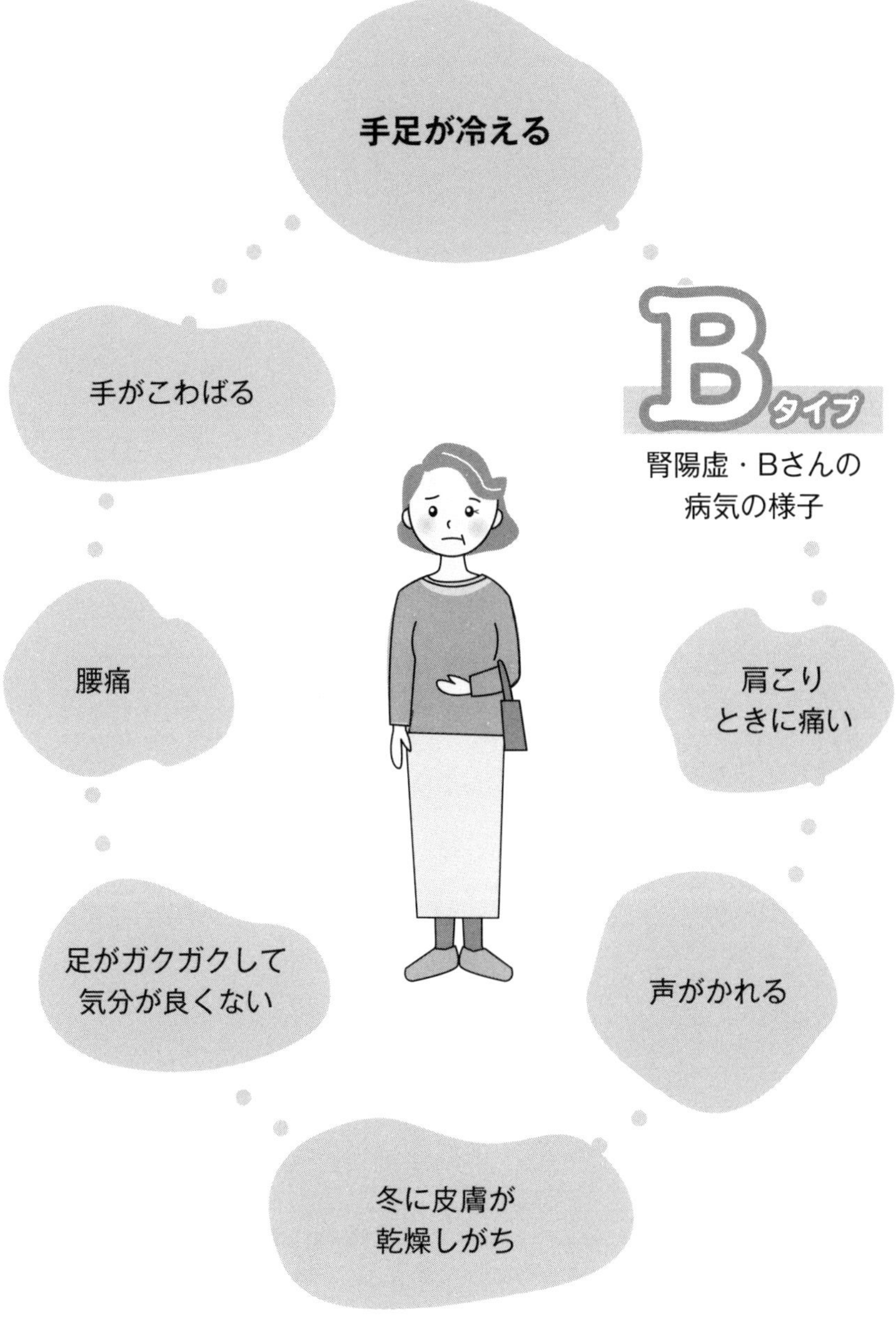
B タイプ
腎陽虚・Bさんの
病気の様子
手足が冷える
手がこわばる
腰痛
足がガクガクして
気分が良くない
冬に皮膚が
乾燥しがち
声がかれる
肩こり
ときに痛い

熱の不足が血液や水の巡りに影響して流れが良くないために手足や末端に症状が強く出ている印象を受けたので、流れの様子を把握するためにさらにいろいろ聞いてみました。

受診時の症状にはほかに、手のこわばりや腰の痛み、疲れると声がかすれ、足がガクガクして気分がすぐれないといったことがありました。肩こりも強く、時に痛むほどです。冬場は皮膚が乾燥しがちですが、受診した6月の季節にはさほど乾燥はありません。一方、全身に見られるようなむくみや頭痛はなく、便通や食欲など胃腸の状態も良好です。以前から血圧や血中コレステロール値が高めですが、薬を飲んで、いまは正常範囲になっているそうです。

生活習慣をお聞きしました。間食が多く、コーヒーや緑茶を飲むことが多いそうですが、のどの渇き方は普通です。温かいものが好みです。冷え症の割に薄着のほうで、知らず知らずに身体を冷やしているのかもしれません。

ストレスが強く、生きがいをあまり感じないそうです。寝付きは良いほうで、掃除の仕事を始めてからは特によく眠れているそうです。

「読体術」の体質判別チェックリストでは、以下の項目にチェックが入りました。

ものを言うのがおっくうに感じる　手足が冷える
耳が聞こえにくい　腰や膝に疲れや脱力を感じる
げっぷやガスが出ると楽になる　物忘れしやすい
不安感が強い　髪の毛が抜けやすい　爪がもろい
顔色黄色が強い・黒ずみがち

これをもとに読体術体質判別をしたチャート図です。

血の不足を示す「血虚」と、熱の不足を示す「腎陽虚」に大きなピークが見られます。血虚は血液の量が少ないことを意味しますが、Bさんの場合は実際に量が少ないのではなく、巡りの悪さのために血液が不足したような症状を作っているのだと思われます。

Bさんの状態をどのように分析して、どんなことを

〈Bタイプ腎陽虚〉

チェックリスト①の数

脾気虚	腎陽虚	血虚	陰虚	気滞	湿熱	血瘀	湿痰
3	9	10	2	5	3	4	2

下のチャート図では作図の都合上、最大数を基準に比例計算して7本の補助線上に表示しています

読体術体質判別図

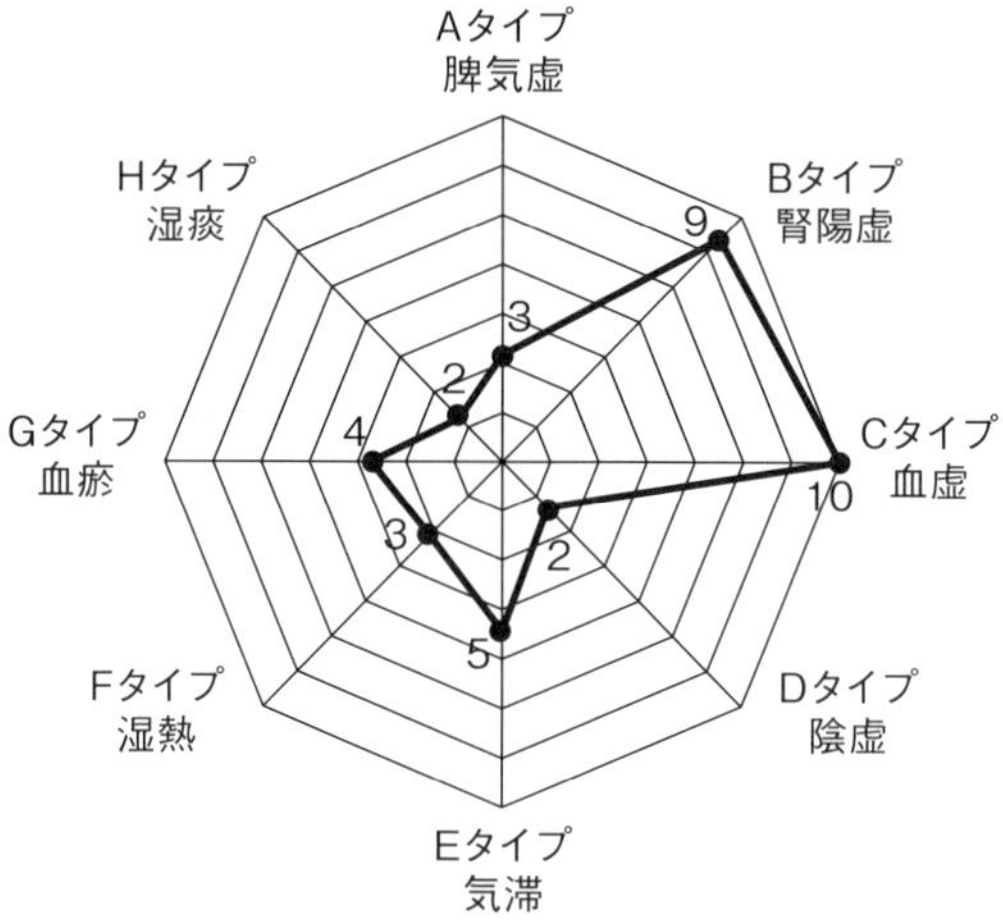

考えて漢方薬を決めたか詳しいことは、後で説明するとして、治療でどうなったかを先にお示しします。

(2) 治療と経過

コタロー八味丸料《はちみがんりょう》エキス細粒2g（1包）＋
コタロー抑肝散加陳皮半夏《よくかんさんかちんぴはんげ》エキス細粒3g（1包）

を1日2回、朝・夕食前に服用してもらいました。生活では、「飲料を口渇に合わせた適量に控えること、適度に運動すること」をお願いしました。

① 1週後の受診

今まで感じていた自宅での頻尿感が普通になりました。降左剤で下がり過ぎる印象を持っていた血圧が少し上がって、120／80の標準の数字が出るようになりました。この間、腰の痛みは感じず、足のガクガクはありませんでした。寝付きはすこぶる良くなりましたが、起床時にはまだ不快感が残ります。

悪化はありませんが、全身のこり感はまだ同じで、手も使うと痛みます。声は日によってはまだかすれま

す。

全体には改善した点が多いので、同じ薬を続けてもらいます。

②以後の経過

夏場に向けて気候の条件が良かったこともあるかもしれませんが、以後、腰痛や足の不快、頻尿はなく、声のかすれもなくなり、睡眠も良くなりました。自覚的な不調は特別なくなり、8月に入る頃には、冷え感はまったくなく、人から「暑がりになった」と言われるくらいになりました。

11月に入りましたが、冷えに関連する症状は現われず、痛みやつらさはなく過ごしています。

(3) 診断と治療の考え方

Bさんをどう診断したのか、なぜこの漢方薬を使ったかなど、治療の際に考えたことをご紹介します。

①身体の様子

▼症状の分析から

症状の紹介でも触れたように、冷え症が身体の熱の不足と関係するのは当然ですが、Bさんの場合は、身体全体が芯から冷えるパターンではなく、手足を中心に極端な冷えがあり、血液が不足して白くなるなど末端の流れの悪さが大きな特徴です。手のこわばりや肩こりなどもあり、水の流れも悪く感じられます。皮膚の乾燥や声のかすれは水や潤いが不足している症状ですが、身体の表面や上部での乾燥ですから、流れが悪くて水が届かないことで起きていると解釈できます。冬場や疲れたときは、身体の熱や元気が不足するときです。身体の水が熱で動かされていることを考えると、冬や疲れたときに引き起こされる乾燥の症状は、全体量の不足よりも、巡りの悪さによる症状と考えるのが妥当です。体質判別チェックリストにある「物忘れ　不安感　脱髪　爪がもろい」は、血が少ないことを意味しますが、どれも、頭部や末端での症状なので、水同様、熱の不足が血液の流れの悪さにつながっていることを示しています。

腰の痛みや足がガクガクするなど下半身の症状は、東洋医学的には「腎気」の弱いことを示す代表的な症状と考えられています。体質判別チェックリストの「耳が聞こえにくい」にも「腎気」が関係します。身体の熱を蓄えて必要に応じて放出するのは「腎気」の重要な役目なので、Bさんでは「腎気」の衰えから熱の不足になっていることを示唆します。「腎気」は加齢と関係が深いので、68歳の年齢はBさんの「腎気」の衰えの一因になっているでしょう。

「冷え」が強いときによく見られる特徴として、身体の熱が少なくなることで顔色や舌に白さが目立ったり、元気がなくなることで疲れやすくなったり、身体の機能が低下して食欲がなくなったり、下痢気味だったり、痩せたりしがちです。反対にむくみから体重が増えたりすることもあります。Bさんの場合、手足末端は白くなりますが、顔色は普通で、食欲や便通も普通でむくみもありません。掃除の仕事を始めるなど元気もある様子です。このように身体の熱が少なくなると見られる典型的な症状がBさんにはあまりないので、熱の不足はあるにしても、そのことが身体のいろいろな働きを低下させるのではなく、特に流れの悪さに影響しているようです。

Eタイプ気滞でも紹介したように、血液や水の流れには、「気」の巡りの役目が重要です。Bさんの「気」の巡りの様子を示す症状に、体質判別チェックリストのチェックに「ものを言うのがおっくう　げっぷやガスが出ると楽になる」と滞りを示すものがあり、生活でも「ストレス強い　生きがいを感じない」といった「気」の巡りを悪くさせる条件が見られます。気の滞りと熱の不足が合わさって、血液や水の巡りの悪さを強めているように解釈できます。

▼診察の所見から

問診などで得た症状をもとに判断した内容を、診察を通して確かめます。

まず外見から身体の陰陽バランスを判断する望診では、痩せや肥満など「陰」の目立った偏りがなく、153㎝、50kgの体型から計算されるBMIは21・4で、数字的にも標準的なバランス状態です。姿勢や動きの様子にも、元気を意味する「陽」の目立った過不足の偏りは見られませんでした。全身に及ぶ陰や陽の大きな偏りはありません。熱の不足はあっても全身に影響していないとする考えに矛盾しない所見です。

脈診には「滑《かつ》・弱《じゃく》」の所見が見られました。「滑」は血液がなめらかに流れていることを示す特徴ですが、血管の中に血液が多過ぎることを意味する場合もあります。「弱」は、文字通り流れの勢いが弱いことを示しています。この脈の特徴は、熱の不足が原因で血液を動かす力が弱まって水や血液の流れが少し悪くなっているというBさんの身体の状態と一致します。

舌の色は「淡紅《たんこう》」、舌の表面を覆う舌苔の様子は「白薄《はくはく》」で、共に標準的な状態です。舌の色は主に陽（熱）のバランスを、舌苔の様子は主に陰（水）のバランスを反映するので、このことから陰陽バランスの大きな崩れはないと判断できます。

Bさんが訴える「冷え症」の状態は、熱の不足を背景に、「気」の滞りがそれに加わることが原因となって、血や水の流れが悪くなり、手足末端や頭部、体表に水や血液が届かなかったり滞ったりして、冷え、白さ、乾燥、脱毛、もろさ、こり、こわばり、不安、健忘など種々の症状を呈していると考えられます。

②治療の考え方

こうした身体の問題を解決するのですから、まずは身体の熱を増やすことを考えますが、熱が増えて終わりではなく、熱を増やす目的は、そのことで身体の巡りを取り戻すことなので、そのためには気の巡りも良くするようにします。次に、巡りが良くなることで、不足しているところには水や血液を届け、停滞して充満しているところからは水を回収するようにします。

使用した漢方薬の八味丸料《はちみがんりょう》には、附子《ぶし》や桂皮《けいひ》で熱を増やす作用があります。地黄《じおう》、山薬《さんやく》、山茱萸《さんしゅゆ》には水を増やす作用、茯苓《ぶくりょう》、沢瀉《たくしゃ》には水を動かして余分な水を処理する作用があります。牡丹皮《ぼたんぴ》は血液を巡らせます。抑肝散加陳皮半夏《よくかんさんかちんぴはんげ》は、気の上げ下げ、血や津液の上げ下げや回転に作用して、身体の巡りを順調にするように構成されています。Eさんにも使われていましたね。八味丸料で提供する過不足の矯正を、巡りの改善から応援する役目になります。

この働きかけで、Bさんの場合、夏に向けて熱が増えていく気候の条件にも助けられて、急速に症状が改善して、秋口の寒さに向かう季節になっても、良い状態が維持できました。

冷え症といえば熱を増やすことに目を奪われがちですが、熱の不足以外の原因、特に巡りの問題を意識することと、熱の不足の結果起きている状態の解決にも目を向けることが、治療の考え方として大切です。

2　Fタイプ湿熱の体質の症例

(1) 病気の様子――ニキビが多発

12月下旬に受診された、54歳の女性Fさん。5年前から顔面にニキビが多発するようになりました。皮膚科でもらうステロイド剤を塗って治療していますが、塗り薬をやめて1～2カ月ほどするとまた出てきます。受診の2週前までステロイド剤を使っていましたが、こんなことを繰り返すので、漢方薬で根本解決をしたくて塗り薬を中止して受診しました。現在、顔面にただれを伴う赤い湿疹が多数見られます。発赤《ほっせき》部分のまわりが痒くなります。

ニキビが5年前から出るようになった理由はよくわかりません。7年前から猫を飼い始めましたが、因果関係はわかりません。最初の頃は花粉の時期に多く出ていましたが、現在は1年中出るようになりました。ちなみに花粉症もありますが、春だけの軽い症状です。この5年間で体重が2kg増えました。現在60kgで、身長は157cmです。肥満度を計算で示すBMIは24・3でやや肥満気味です。外見からも肥満がわかり、顔色や皮膚の色には赤味があって、東洋医学では「熱《ねっ》肥《ぴ》」と表現される、熱も水もたくさん蓄えている状態を示す体型です。

5年前といえば月経周期が乱れ始めた頃で、2年前に閉経しました。閉経以後、このところ頭痛になり、

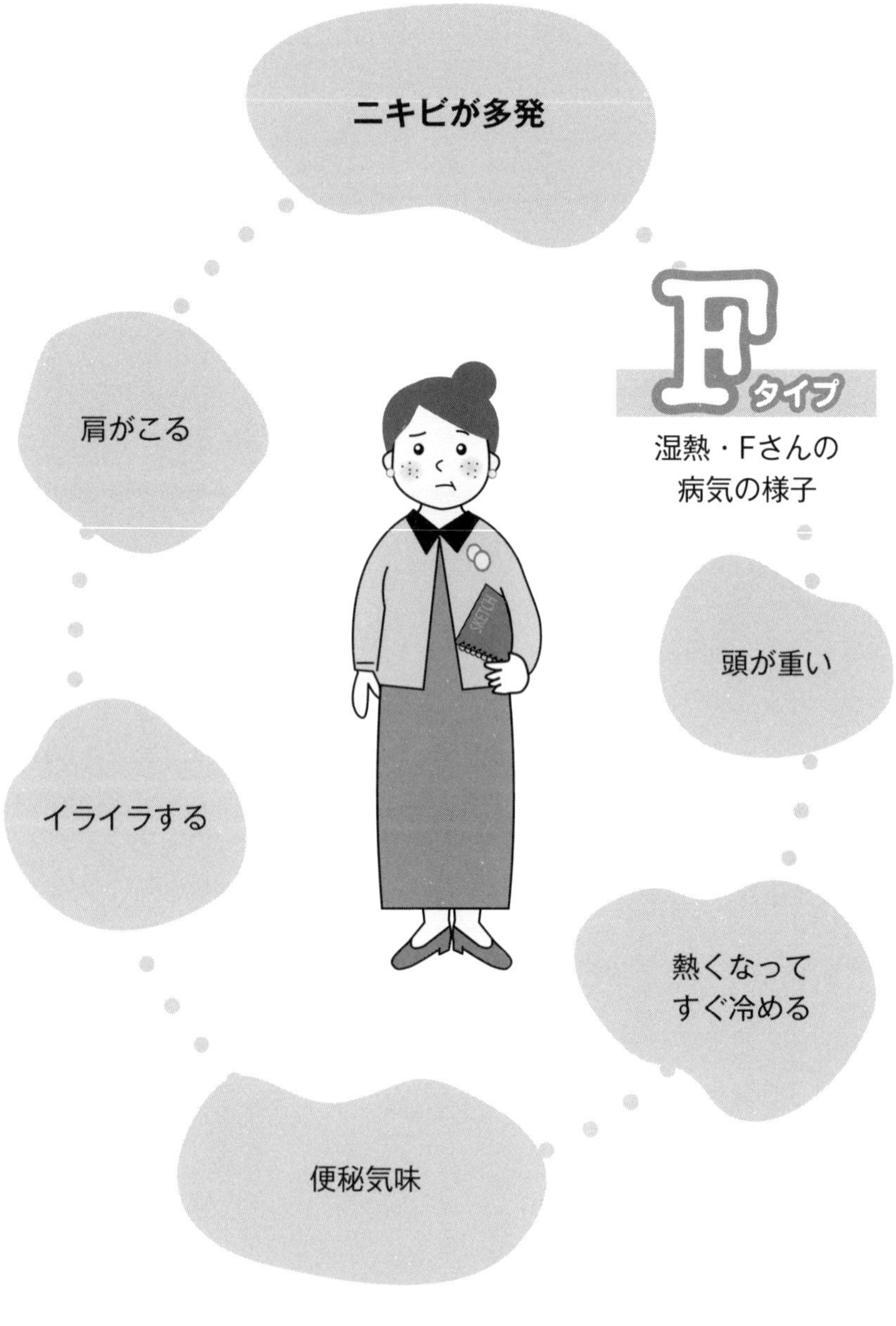
ニキビが多発
Fタイプ
湿熱・Fさんの
病気の様子
肩がこる
頭が重い
イライラする
熱くなって
すぐ冷める
便秘気味
SKETCH

朝に頭が重い感じがして、夕方にかけて強くなることが多いです。肩こりがあります。最近はイライラする傾向が強くなり、急に熱くなってすぐ冷める状態が2週間に1度程度あります。

食欲はあり、間食をよくします。アルバイトの休憩時と、家で夜に絵を描いていて描きながら間食します。便通は便秘気味ですが薬はいりません。野菜の補充の意味で青汁を飲んでいます。コーヒーなどの飲み物も多いほうです。

入眠は良いほうですが、睡眠時間が短く、4時間程度になる日中には、だるさや眠さがあります。

定期的に行なう健康診断では異常を指摘されたことはありません。以前に腎盂炎で入院したことが一度あります。

「読体術」の体質判別チェックリストでは以下の項目にチェックが入りました。

便秘になりやすい　鼻血を出しやすい　雨や湿度の高い日に体調が悪い　湿疹ができやすい・膿みやすい　痒みを感じることが多い　月経の前後に胸が張って痛む　月経周期が一定しない　頭痛を起こしやすい　唇がわれやすい　肩がこりやすい　太っているほう　顔色黄色が強い

これをもとに読体術体質判別をしたチャート図です。

「熱肥《ねつひ》」の体型から見た特徴と一致する、水も熱も多いことを示す「湿熱」に大きなピークが見られます。

次に、水の多さや停滞感を示す「湿痰」と「気」の巡りの悪さを示す「気滞」にピークが見られます。この第2のピークの2つの特徴が合わさると「湿熱」の特徴を示す性質になります。

Fさんをどう診断してなぜこの漢方薬を使ったかなどの詳しいことは、後で説明するとして、治療でどうなったかを先にお示しします。

〈Fタイプ湿熱〉

チェックリスト①の数

脾気虚	腎陽虚	血虚	陰虚	気滞	湿熱	血瘀	湿痰
6	2	6	7	13	14	9	13

下のチャート図では作図の都合上、最大数を基準に比例計算して7本の補助線上に表示しています

読体術体質判別図

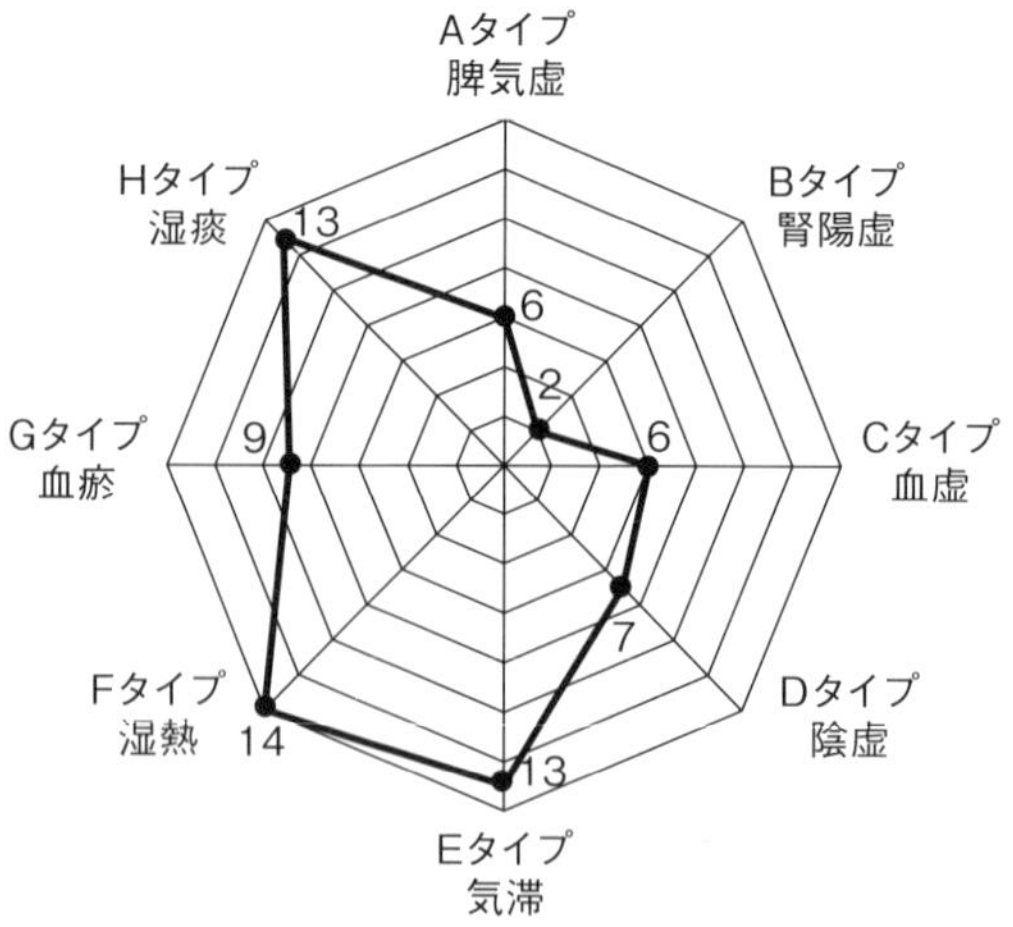

(2) 治療と経過

ツムラ釣藤散《ちょうとうさん》エキス顆粒2・5g（1包）＋
コタロー排膿散及湯《はいのうさんきゅうとう》エキス細粒2・5g（1包）

を1日3回、毎食前に服用してもらいました。生活では間食を控えめ（特に夜間）にして、睡眠を長めにとるようにしてもらいました。

まずは2週後の正月明けの受診。服用後、急速に手応えがあり、大きなニキビが出なくなり、ジクジクとした滲出液が止まってかさぶたになりました。ステロイド剤は使わずに過ごせました。早く寝るようにして睡眠時間を多くするように努力していて、時には8時間取れる日もあるそうで、日中の身体の軽さが感じられるようになったそうです。

以後、吹き出物は出ても小型になり、痛いものはなくなり、時にはチョコレートや睡眠不足が引き金になって悪化しますが、気をつけるとすぐ治ります。イライラや突発的な火照りも少なく、頭痛も雨天のときに少し出る程度で、全身状態も軽快になっています。

ほどなく花粉症の季節になり、その影響で湿疹も少し増えて痛むようにもなりましたが、例年よりは軽いとのこと。ただ、眼の痒みや鼻水など軽い花粉症状も出るので、この時期の騒ぎに対応させるように**ツムラ釣藤散エキス顆粒2・5g（1包）**と**コタロー十味敗毒湯《じゅうみはいどくとう》エキス細粒3g（1包）**に変更しました。十味敗毒湯は排膿散及湯よりも局所にこもっている水や熱を解消しやすい作用があるからです。

以後、花粉の盛りの時期にはさすがに出たり引いたりでしたが、4月に入って花粉が落ち着いてからは、顔面皮膚の状態が今までよりもさらに一段良くなり、湿疹の出方が少なく、出ても治りが早く、触った感じでザラザラがなくなりました。頭痛やイライラもなくなりました。その後、同じ薬を継続して、梅雨どきの頭痛や仕事が忙しくなって皮膚が悪化したり夜間にホットフラッシュになったり変動はありましたが、全体には良い状態で経過して、8月には吹き出物はまったくなくなり、頭痛など身体の不調も気にならなくなりました。9月になって受診が途絶えていましたが、薬がなくなって、仕事が忙しく寝不足で頭痛が多くなったと11月に一度受診しました。湿疹は出ていなかったので釣藤散だけを処方しました。睡眠が取れるようになって頭痛が治まったら、次は吹き出物の種ができて触ると痛むというので排膿散及湯だけを処方。その2週後には、吹き出物にならずに治まり、以後服薬なしでも、翌年の花粉症の時期にも湿疹は出ずに順調に経過しました。

(3) 診断と治療の考え方

Fさんをどう診断し、なぜこの漢方薬を使ったかなど、診察中に考えたことをご紹介します。

①身体の様子

まず一見して、望診の「熱肥」の外見から、水も熱も過剰になる湿熱タイプを印象づけられます。

赤く膨らむ、化膿する、ジクジクと滲出液が出るといった湿疹の特徴は、熱や水が多く局所で停滞していることを示していて、湿熱の特徴と一致しています。

皮膚のトラブルが顔面に集中していることは、身体の中でも上部にその湿熱が集まっていることを意味しています。自然界で熱には上に集まる性質があるように、身体の熱も、過剰になると巡りを上に誘導する傾向があります。過剰になった熱が、湿熱を連れて顔に集めたと考えます。チェックリストにあった「鼻血」は熱が上に集まった結果、「便秘気味」も腸管の動きが上向きに偏った巡りの影響を受けて下向きの動きを邪魔した結果と考えられます。

5年前から月経が乱れ始め、同じ時期から皮膚症状がひどくなっています。月経のときは子宮がある身体の下部に働きが集中しますが、閉経に向かう年齢になると、身体の巡りは下向きから解放されて上に向かう巡りが強まります。Fさんは49歳でこの時期にさしかかったことが、湿熱を顔に集める一因になったと考えられます。頭痛やイライラ、突然の熱感など、更年期と関連する症状も、過剰な熱の影響で巡りが上に集まっていることの現われでしょう。

体質判別図のピークのひとつにあった気滞の状態は、「気」の流れが滞ることで熱に変わりやすく、気の巡りを上方に強めます。睡眠時間の短さは、活動過剰で熱を作りやすく、睡眠不足は潤い不足から乾燥の性質につながって、やはり巡りを上に強めることになります。

この上向きの流れに乗って顔面に集まった湿熱を作る背景には、間食や飲み物の多さが関係していて、飲食物で身体に多くの水を持ち込むことになります。「体重増加」やチェックリストにあった「雨の日の不調」は、身体の中の水の多さを示しています。体質判別図の「湿痰」のピークと関係します。過剰な水が局所にこもることで、顔面の湿疹につながっています。

このように、更年期の身体の状態を背景に、生活習慣から作られた水や熱が、熱の勢いに乗せられて顔に集まり、局所でこもって湿疹を作っています。頭痛、肩こり、イライラ、熱感なども同じしくみで作られた症状です。

脈には「浮《ふ》・滑《かつ》　右尺細《みぎしゃくさい》・弱《じゃく》」の特徴が見られました。「浮」は身体の表面や上部に勢いの強い状態があることを示していて、顔面、皮膚、頭部に症状があったことと一致します。「滑」は水が多いことを意味していてFさんの身体の状態と一致しています。「右尺細・弱」は右側の尺脈《しゃくみゃく》と呼ばれる場所の脈（手首に指を3本当てて脈をとるときに手首から一番遠い指に触れる脈）が細くて弱いことを示しています。冷え症で見られることもありますが、Fさんの場合は月経と関係の深い「腎気」が弱っていることを意味していて、閉経と関係して見られる脈の特徴と考えられます。

②治療の考え方

　Fさんのこういう分析に基づいて、治療の方針は、上方に集まる巡りを下に向けること、局所にこもっている熱と水を解放させるように動かすこと、過剰な熱を冷ますことを組み合わせることとし、こうした働きかけができる漢方薬として、釣藤散と排膿散及湯（途中から十味敗毒湯に変更）を選びました。

　釣藤散には釣藤鈎《ちょうとうこう》、陳皮《ちんぴ》、半夏《はんげ》で下に向ける作用があり、排膿散及湯の芍薬《しゃくやく》、枳実《きじつ》も流れを下向きに誘導します。こもったものを解放させるのには排膿散及湯の桔梗《ききょう》、生姜《しょうきょう》（釣藤散にも）、十味敗毒湯の柴胡《さいこ》、独《どっ》活《かつ》、防風《ぼうふう》（釣藤散にも）、川芎《せんきゅう》が役立ちます。熱を冷ます働きかけは、身体全体の熱ではなく、顔面、頭部、皮膚などにある熱だけを冷ましたいので、釣藤散の石《せっ》膏《こう》、菊花《きくか》など表面や上部を冷ます作用が役立つのと同時に、ほかの作用で巡りを整えることでこもった熱を解消します。

　生活では、過剰な飲食を控えることで湿熱の持ち込みを少なくすること、睡眠時間を増やして熱に偏る身体の条件を改善させることをお願いします。

　5年間ステロイド剤で騒ぎを鎮めるだけの治療をしてきたFさんの湿疹が、症状を抑え込む方法ではなく、皮膚の状態そのものを改善させる働きかけをすることで解決されたのです。湿熱は水や熱の過剰の症状ですから、熱を鎮める、抑え込む、水をなくすといった目先の解決だけを考えがちですが、その原因に沿って巡らせたり、解放したりする働きかけで過剰が解消されることも多いのです。

3 「熱」の話

Bタイプ腎陽虚、Fタイプ湿熱の体質を決める過不足の軸となるのは「熱」です。「熱」は「気」と同様に目には見えない存在で、元気や活動の状態と関係する「陽」の性質を持った身体の働きの軸です。「気」と「熱」は同じ「陽」の軸でも、「気」は元気や活動の状態そのものを意味する働きで、「熱」は元気や活動状態を底支えして活動の程度を左右する存在と表現できます。「気」の働きの土台に「熱」があると考えてもよいでしょう。こうした考えに基づいて、読体術では「陽」の軸を「気」と「熱」の2つの軸に分けてその過不足の特徴を考えます（15頁）。

「熱」は、ただ身体を熱くするためだけのものではありません。「熱」の存在で「気」が働けるので、「熱」は身体の働きの土台となって、胃腸の働き、心臓の働き、免疫力、脳の働き、筋肉の働きなど、全身のいろいろな機能を支えています。

中でも特に、元気の素や血液、身体の構造物を作る「脾」の働きと関係が深く、「熱」の過不足は、身体に必要なものの量や構造物の良し悪しを左右します。

また「熱」には、血液や水のように重いものを水蒸気のように軽くさせ、体中を動けるようにする「気化」という働きがあります。こうして「動きの原動力」となるので、熱の過不足は「気」をはじめとして身体のすべての巡りの様子を左右します。

(1) Bタイプ腎陽虚

「熱」が不足するBタイプ腎陽虚では、身体が冷たいだけでなく身体のすべての働きが低下気味になります。合成の力が低下すると物不足の症状が見られます。身体の中の「水」を沸かせない状態となって血液や津液の巡りが悪くなるいろいろな病気が生じます。

① 「熱」はどうやって作られる？

Bタイプ腎陽虚で不足している「熱」は、「熱」の中でも生命力に直結する「腎陽」と呼ばれる「熱」です。

「腎陽」は「先天の気」と同様に先天的に「腎」に蓄えられている「熱」で、〝熱があるから命が維持できる〟のですが、反対に〝命があるから熱が発生する〟とも言えます。熱を持たない〝ただの肉体〟が、生命活動によって熱を生み出しているのです。

その熱を作り出す源は、まず食事。食事を分解する過程で大量の熱が発生します。食事の大切さは、その成分としての栄養素だけではなく、むしろそこから発生する熱量にあるともいえます。

次に大きな熱の源は、心拍動です。心臓が拍動するたびに、心筋の収縮によって発生した大量の熱が、血液の流れに乗って体中に配られます。心臓は、血液を送り出す単なるポンプというだけでなく、拍動のたびに大量の熱を作り出すという大切な役目も果たしています。そして心臓に限らず、どんな筋肉の収縮でも熱が作られます。日頃の運動の多少が、身体の熱の多い少ないを決定することになります。

第3に、ドキドキ、ワクワクのウキウキ気分が熱を作ります。胸の鼓動の高鳴ることが多い人は〝あたたかい〟人、これは自然の道理なのです。

このことを考えると、運動不足、冷飲食や冷やす作用を持つ食材で胃腸の働きを抑え込む、抑うつ感や平坦な感情の多い生活は、身体の「熱」の不足を招く原因となります。

昔は生活が不便でしたから、生活するということは、すわなち「動く」ことでした。何をするにも、まず自分自身で動かなければなりませんでした。子どもも机に向かって勉強する時間よりも、駆けまわって遊んで過ごす時間のほうが長かったはずです。しかし、現代は状況が変わりました。仕事に出ても電車や車に乗って（新型コロナウイルスでリモートになってその機会も少なくなりました）、職場では座って眼や頭だけ使っています。冷たい飲食物が増え、明るい気分にもなりにくいご時世です。こうして心身共に活動が少なくなり、命に必要な「熱」が作られにくい環境になっています。

②「腎」の話

身体にとってとても大切な「熱」を蓄えるのが、東洋医学でいう「腎」のひとつの役目です。東洋医学でいう「腎」は、成長、発育、生殖に関する働きを生涯にわたって左右する重要な臓器です。「腎」の充実につれて、幼児期、思春期、壮年期へと成長し、「腎」の衰えと共に老年期の状態が作られます。

「腎」は、親から受け継ぐ生命力を蓄える場所と考えられていて「先天の本《せんてんのほん》」と表現されます。妊娠中の母親の病気や、妊娠中や出産時の大きなトラブルなどで先天的に受け継ぐ生命力が少なかったり、なんらかの障害で分娩が長引いたとか仮死状態になったとか、誕生時に蓄えを消費したりすると、「腎」の「熱」の蓄えを少なくしてしまいます。生まれてからも、過労や睡眠不足などの身体の酷使や過度の性生活は、生命力に負担をかけて「腎」の力を圧迫します。勉強に、仕事に、家事に、運動に、寝る暇を惜しんで120％努力の大ハッスルは、東洋医学的には「腎」の消耗を強める結果になります。よりよい活動のためには、その活動を支える充実した休息も必要です。

「腎」は遺伝子の機能や細胞が分裂する機能と関係が深いので、精子の状態や勃起などの性機能、排卵・月経・妊娠などの生殖機能、髪の毛や骨、歯、脳脊髄の状態を「腎」の勢いの変化と連動して変化させます。

また、「腎」は、大小便の排泄や、耳、腰や背筋、下半身と関係が深いとされているので、「腎陽虚」の状態では、排泄障害、耳鳴りや難聴、足腰のしびれ、痛み、だるさ、脱力、冷えなどの症状が出やすくなります。

「腎」の力は、皮膚や姿勢の張り具合とも関係します。「腎」が衰えると、皮膚のたるみや背中をかがめた姿勢が特徴になります。

③Bタイプ腎陽虚の特徴

先天的な生命力の蓄えが少ないタイプで、熱の不足の影響や「腎」に関係する働きの低下が目立ちます。

先天的な生命力の蓄えが少ない人のほか、過労、寝不足で生命力に負担をかけている人や、薄着、冷飲食の生活習慣で熱を無駄遣いして身体の熱を減らしている人に多く見られます。

▼腎陽虚の外見の特徴
――痩せ気味なのにポチャッとしている

「熱」が、元気の素や物を作る働きや水の巡りのしくみの土台になっている事情から、典型的なBタイプ腎陽虚の人では、なんとなく元気がなさそうで痩せ気味なのに、ポチャッとした感じを受ける外見の特徴が生まれます。

骨格が華奢で、見るからに体力がなさそうです。背中を丸めた前かがみの姿勢が多いです。

一見痩せて見えるものの、水の動きが悪いので、皮膚は水を含んでポチャポチャしている「隠れ肥満」の様子が特徴的です。皮膚には張りがなく、たるみを感じます。

色白で、髪は細くて薄く、若白髪の人も多いです。

▼腎陽虚の舌と脈――ボテッとした舌、力のない脈

舌は白っぽく、舌全体がボテッとして張りがありません。舌苔が表面全面を覆っていることが多く、特に舌根部の苔がほかの部分よりも厚く見られます。

手首に指を3本当てて脈をとると、手首から一番遠い指に触れる脈（尺脈と言います）が、特に力がないのが特徴です。

▼腎陽虚の自覚症状の特徴
――倦怠感・息切れ・カゼを引きやすい

「熱」は「気」の素でもあるので、倦怠感や息切れ、カゼを引きやすいなどAタイプ脾気虚と共通の「気」の不足の症状が多く見られます。気虚全般の症状はチェック表最初の項目（24頁）にあがっています。

「腎」の熱や機能と関連する症状として、ゆるみ、漏れ、下半身の種々の症状、聴覚やめまいなどの内耳機能、細胞増殖、発育、排泄の異常などが特徴として見られます。

具体的には、熱の不足として、寒がる、手足が冷える、身体全体の冷えなどの症状、水の巡りや処理の異常として、浮腫、頭重感《ずじゅうかん》、雨天や高湿度で体調が悪い、薄い痰が出るなどの症状、「腎」の機能と関係の深い症状として、生殖機能異常に関連する無月経、子

宮発育不全、排卵異常、不妊症、無精子症、精子過少症、インポテンツ、早漏など、排泄異常として、尿閉、排尿に勢いがない、頻尿、夜尿、失禁、下痢、便秘など、成長の異常として、知能の発育不全や骨の発育不良、泉門《せんもん》（新生児の頭蓋の骨の境目）が閉じないなど、そのほか難聴、耳なり、めまい、視力障害、白内障、骨粗鬆症、歯が抜ける、白髪、脱毛などが見られます。

▼腎陽虚がなりやすい病気

《生殖機能異常、関節疾患、精神神経症状など》

熱が少ないので、まずは冷え症状が多く見られます。

熱の不足は津液や血の動きの悪さと関連する病気になります。花粉症、アレルギー性鼻炎、慢性鼻炎、下痢症、甲状腺機能低下症、浮腫などがこれに相当します。

「腎」の機能との関係で、性機能障害、精子異常症、前立腺疾患、排卵・月経などの生殖機能異常、骨・歯・髪の発育異常、骨粗鬆症《こつそしょう》、各種ヘルニア、リウマチなどの関節疾患、股関節脱臼、耳の機能障害、津液調節に関連する多尿、夜間尿、腎障害などの病気が見られます。アルツハイマー、認知症、不眠症、頭痛などの精神神経症状も見られます。

▼腎陽虚とほかのタイプとの関係

Bタイプ腎陽虚は、「腎」の熱が身体全体の元気の素にもなるので、これが不足することで「気」が不足するAタイプ脾気虚の特徴を併せ持っていることがよくあります。

「腎」は水の成分「津液」を調節する働きと関係が深いので、「腎陽虚」で「津液」の動きが悪くなって、過剰にたまるHタイプ湿痰の状態になりやすい傾向があります。

過労が原因で「腎陽虚」になっている人の場合は、過労で「津液」も消耗されるので、津液が不足するDタイプ陰虚の特徴を兼ね合わせていることがあります。

④Bタイプ腎陽虚の養生術

Bタイプ腎陽虚の養生の基本は、とにかく「身体の熱を守る」こと。そのためには、薄着などで熱を無駄に逃がさない、冷たい飲食物や水分の過剰で内側を冷やさないなど「熱」を失わないようにすることに加えて、過労や頑張り過ぎ、寝不足などで生命力を支える「腎」に負担をかけないようにすることが〝守り〟の策となります。

次に〝攻め〟の策は、「熱」を増やすこと。不足している「熱」を補うのは「脾」の役目ですから、「脾」を守り鍛えるAタイプ脾気虚の養生術がそのままBタイプ腎陽虚にも役に立ちます。

▼腎陽虚の養生――守りの策

(a) 熱を逃さない服装・身体を冷やさない飲食物

寒さに弱く冷えを感じる体質のため、特に冬場は暖房やこたつ、カイロなどに頼りがちですが、外から温めることばかりを考えるのは大間違い。外から温めることで、体表のガードを開き、かえって身体の熱を逃がすことにもなりかねません。まずは「内側の熱を逃がさない」ように守ることが大切です。

薄着が健康法の代名詞であるかのように勘違いしている人も少なくありませんが、年中薄着で通している人ほど、冷え症で困っていたりするものです。痩せ我慢せず、寒さを感じたら衣服の工夫で自分の持っている熱を大切に守ることです。かといって厚着や重ね着をすることばかりが冷えの対策ではありません。身体には首、脇の下、腹回り、股関節、肘、膝といった熱を逃がしやすいスポットがありますので、そこを露出しないことが役に立ちます。また、体表が外気に通じてしまうような袖、襟元、ウエストなどが解放された格好を避けて、こうした場所が閉ざされて密閉された空気の層が身体を覆うような服装の工夫が冷え対策には有効です。拙著『家庭でできる漢方① 冷え症』（農文協）に多くの手段を紹介していますので、参考にして下さい。

身体の熱を奪うのは、外気ばかりではありません。冷たい食べ物や飲み物が身体の内側の熱を奪います。冷蔵温度で直接口に運ばれるものは、身体の熱を相当強力に奪います。秋や冬の寒い季節には、〝手で触って冷たく感じるものはその温度では口にしない〟と考えておくのが得策です。さらに、健康食の代表のように考えられがちな牛乳や生野菜ですが、実際の温度にかかわらず、身体を冷やす薬的な性質があります。キュウリやトマトなどの夏野菜、バナナなどの南国系フルーツも同様に身体を冷やします。こうした身体を冷やす作用を持ったものを食べ過ぎないように注意しましょう。

(b) 睡眠時間を長めに確保

熱とは直接関係ないように思われるかもしれませんが、生命力に負担をかけることは「腎」の力に負担をかけ、結果的に「腎」に蓄えている熱の不足を招きます。その代表は、肉体的な過労、次に精神力の酷使です。過分な労力を避けることはもちろんですが、肉体や精神を一切使うなと言っているのではありません。使った後の対応が大切です。疲労を感じたときは十分休養して、できるだけ早く回復させることが大切です。普段から、夜早く寝て睡眠時間を長めに確保して、その日の昼間の消耗を、次の日に持ち越さないようにすることが大切です。過剰な性行為が「腎」に負担をかけることも知っておいて下さい。

大きな病気や手術なども「腎」に大きな負担をかけます。こういうときには、今までと同じ生活をしようと考えず、負担がかかって弱った「腎」を守るイメージで、そのときの身体の状態に応じた無理のない生活を心がけることが大切です。病気なりの生活を充実させながら、少しずつ身体の貯金を増やして徐々に元の状態に近づけることを長期的に考えましょう。

▼腎陽虚の養生——攻めの策・身体を活発に動かす

少ない「熱」を増やすには、なんといってもまず身体をよく使うことが必要です。身体は熱によって活動を維持していますが、同時に活動によって身体の熱が維持されてもいるのです。身体が有効に使える「熱」は、カイロや入浴で体外から提供する熱ではなく、内側で身体の力で作られる「熱」です。

身体が熱を作るしくみは、食事、心臓を含む筋肉活動、そしてワクワク気分です。身体を使って明るい気分で楽しく活動することで、食欲も増し、熱を作るすべての働きが盛んになります。

身体を動かしているときは、体内で発生する大量の「熱」が体表に押し寄せ、体外に「熱」を発散させます。

こういうときには冬でも薄着で大丈夫。スポーツマンが薄着でいられるのは、体内の「熱」の生産と体表への発散が上手にできているからです。「薄着で過ごすと健康になれる」は勘違い。運動によって盛んに「熱」を産生しているからこそできる薄着なのです。よく身体を動かして「熱」を増やすと共に「熱」の外向きの流れも増やしましょう。

少ない「熱」でも身体をよく巡ることで少なさをカバーできます。「熱」の巡りは「気」の巡りと関係します。くよくよしたり心配事があったりして「気」の流れを悪くすると、末端への「熱」の巡りが悪くなって手足の冷えが強まります。ドキドキワクワクの楽しさは「熱」を増やすだけでなく、「熱」を隅々に運ぶのにも役立つのです。明るい気分で肯定的に生きる姿勢は、動作を活発にさせ食欲を増やすことにつながって、その結果、実質的に「熱」を増やすことにも役立ちます。

昼間よく動いたら、「守りの策」で述べたように、夜はたっぷり休みましょう。翌日はまた、身体を使って心地よく疲れましょう。

▼腎陽虚に適した食べ物・食べ方

ⓐ 適した食べ物

身体を温めるもの、余分な水をなくすもの、筋骨を強め関節の痛みをとる作用のあるものが適しています。

（例）ニンニク、ニラ、ブロッコリー、タコ、サケ、カツオ、ウナギ、エビ、羊肉、クルミ、モモ、味噌、燗酒、杜仲茶

ⓑ 適さない食べ物

身体を冷やすもの、水を増やすものは適しません。

（例）牡蠣《かき》、ヒジキ、ソバ、ナス、キュウリ、モヤシ、トマト、スイカ、バナナ、麦茶、牛乳

《食べ方の注意点》冷たい食べ物や飲み物、身体を冷やす性質のある飲食物（前述の適さない食べ物のほか、小麦、ゴボウ、レタス、セロリ、アスパラ、ハクサイ、豆腐、ミカン、イチゴ、スイカ、緑茶、コーヒー、ビール）の摂り過ぎは避けましょう。

⑤腎陽虚に適した漢方薬

熱が不足するBタイプ腎陽虚に向いた漢方薬として、腎陽を増強する作用を持った附子《ぶし》、桂皮《けいひ》、乾姜《かんきょう》、細辛《さいしん》、呉茱萸《ごしゅゆ》、五味子《ごみし》といった生薬を原材料として含むものが候補にあがります。八味丸《はちみがん》（八味地黄丸《はちみじおうがん》）、桂枝加《けいしか》朮附湯《じゅつぶとう》ほか牛車腎気丸《ごしゃじんきがん》、葛根湯《かっこんとう》、当帰四逆加呉茱萸《とうきしぎゃくかごしゅゆ》生姜湯《しょうきょうとう》、続命湯《ぞくめいとう》などが腎陽虚に使われる代表的な漢方薬です。熱が不足することで影響を受けている身体の働きや症状に応じて、腎の熱を増やす作用以外の作用でいろいろな漢方薬を使い分けます。

▼八味丸・八味地黄丸

「腎」の熱を増やす成分のほか、熱の不足のために身体の深い部分や下方に停滞した水（湿《しつ》と言います）の症状が見られる一方で、水が届かないために乾燥や水分不足の症状が身体の上方や表層に目立っていて、下方や深部では反対にむくみや多尿、軟便など津液の過剰や停滞の状態が顕著な場合が、八味丸を使うかどうかの目安になります。

水や血液など重いものを増やすように働きかけるときには、補ったものがきちんと巡ることまで考慮することが大切です。八味丸の中に含まれる六味丸の成分で水の量を増やす働きかけをしたうえで、附子と桂皮で「腎」の熱を増やして盛んにさせて、増やした水を全身に巡らせて表層や上方に届けます。

八味丸といえば高齢者に使うものという印象があるかもしれませんが、「腎」の熱を増やして水を巡らせるために使うのであれば、子どもから壮年者まで使う機会はたくさんあります。

▼桂枝加朮附湯

神経痛、関節痛によく使われる方剤です。桂枝湯《けいしとう》と呼ばれる漢方薬の構成成分で、身体の巡りを順調にするように働きかけたうえで、附子や桂皮で「腎」の熱を増強して身体を温めて巡りの原動力を増やし、蒼《そう》朮《じゅつ》で余分な水を動かすことで滞りを解消し、痛みを取ります。

このほか、漢方薬一覧表（153頁）の腎陽虚の欄に◎や○が付いている漢方薬はBタイプ腎陽虚の人に適しています。さらに、自分の体質判別チャートの腎陽虚以外のピークが見られる項目に○が付いた漢方薬は、自分の身体の状態に適合していると判断することができます。

(2) Fタイプ湿熱

①「火」の話

「熱」が過剰になると「火」になります。抑うつ感、イライラ、怒りなどにいつもさらされていると身体の「熱」が強まり、やがて炎のように燃え出して身体に悪さをします。自然界で炎は熱として役立つ一方で、いろいろなものを焼き壊すように、東洋医学でも過剰な「熱」がいろいろな臓器に破壊的な症状を作る「火」の病気の概念があります。激しい「火」の動きにあおられて「血」が暴走して出血を起こします。「火」が肺に移ると、激しい咳と共に喀血《かっけつ》します。このときの痰はとても粘りがあり、黄色くドロドロとしています。胃に「火」が移ると、強い胸やけや激しい痛みを起こす胃潰瘍《いかいよう》になり鮮血を吐くこともあります。心臓や脳に「火」が移ると、動悸やひどい不眠症のほか、激しい痛みを伴う心筋梗塞や突然意識を失う昏睡状態や脳出血やくも膜下出血などの病気が起こります。

こうした「火」の状態は、治療を必要とする病気の状態なので、体質の傾向を判断する「読体術」では、ここまで過剰になって明らかな病気になった「火」の状態ではなく、身体のバランスの崩れとして日常的に見られる程度の「熱」の過剰な状態として、「水」と「熱」が手を結んで病的な性質を帯び、体中に氾濫している「湿熱《しつねつ》」の状態を、熱の軸上での過剰の体質としてとらえています（16頁）。

②「湿熱」の話

気滞などで生じる病的な「熱」と、身体にとって邪魔な水である「湿」とが結び付いて、ドロドロとしたものになったのが「湿熱」です。

「水」と「熱」は性質が反対なので、「熱」は過剰な「水」を乾燥させ、過剰な「熱」は「水」が潤して冷ますように、互いに相手を制御します。身体の中では、活動や興奮は「熱」を帯びて水分を消耗し、休息や飲食による滋養は「水」の性質を持っているので熱の性質を持つ興奮を静めたり、熱で消耗したものを回復したりします。このように「水」と「熱」は、振り子やシーソーのように互いの行き過ぎを抑えて活動と休息のバランスを保つ重要な役割をしています。

水と熱の良い関係が成り立つのは、ある一定の限度内にあればこそで、それぞれの過不足が限度を超えると良い関係も崩れます。「気」は滞ると「熱」になり、辛いものや味の濃いもの、度の強いお酒の飲み過ぎなどは身体にたくさんの「熱」を作ります。こうした過剰な熱は身体の役に立たない邪魔者になります。やみくもに飲み過ぎた飲料や余分に摂り過ぎた食べ物で持ち込まれた過剰な水は「湿」と呼ばれる身体の働きの邪魔者になります。こうして度を超えて過剰になった熱や水は、「身体の役に立たない」という共通点で仲良く結び付いて、「湿熱」と呼ばれるものになって身体に悪さをします。

「熱」は通常は、軽くて上のほうに集まりやすいのですが、「湿熱」となって「水」とくっつくと、「水」の性質も持つようになって、「熱」の性質が身体の下にも見られるようになります。膀胱や大腸に「熱」がたまって排泄物がドロドロと煮詰まった状態になり、泥状便や血尿、タンパク尿が見られたり排泄のときに熱く感じたりします。

「水」は通常は「熱」で温められて水蒸気のように動きやすくなって身体の隅々に配られます。ところが「水」と「熱」が結び付いた「湿熱」になると、ドロドロとした動きにくい状態で移動するので、痒みを起こします。ヘドロのようにいろいろなところにたまって、腫れたり、ジクジクと分泌物を出したりもします。関節にたまると、熱をおびて赤く膨らみ、痛みます。

こうして「水」と「熱」の性質を同時に持つ「湿熱」は、自然の法則に逆らって体内に広がり、粘りを持った動きの悪い性質がさらに「気」や「血」の動きを妨げて、広範に悪い影響を及ぼします。互いに反対の性質を持っているために、水の解決、熱の解決、それぞれの解決策に対して抵抗する厄介者です。

③Fタイプ湿熱の特徴

過剰な水と熱が結び付き、ドロッとしたものが身体に溢れて充満し、気や血の流れを阻害しています。

脂っこいこってりとしたものが好物で、のどがよく渇いて、飲むものは冷たいものを好む人にこのタイプが多く見られます。

▼湿熱の外見の特徴――がっちりした肥満タイプ

がっちりした肥満タイプの体格で、声も大きく、朗らかで陽気な雰囲気があり、水もお酒もガブガブいくらでも豪快に飲める感じの人が多いです。暑がりで汗っかき。頭にも汗をかき、髪が薄いこともよくあります。赤ら顔で皮膚のツヤもよいですが吹き出物が多く、顔にかぎらず体中いろいろな場所で湿疹が化膿します。目やに、鼻水、痰、耳だれ、おりものといった分泌物は、粘りのある黄色い色が特徴です。体格もよく、力が有り余っているように見えるのに、どことなくだるさを感じさせたり、熱っぽさを感じさせたるする外見です。「湿熱」に邪魔されて「気」や「血」がうまく巡らないための特徴です。

▼湿熱の舌と脈――充実した舌、力が溢れる脈

舌全体は厚ぼったく（胖大《はんだい》）、張りもある充実した感じです。舌は赤味が強く、表面を厚い舌苔がベタッと覆っていて黄色いことも多いです。

手首に指を当てて脈をとると、力があり、水と熱が溢れている感じが伝わってきます。

▼湿熱の自覚症状の特徴――食欲旺盛で多汗

食欲旺盛で汗が多く、冬でも薄着で、夏は苦手の傾向があり、豪快な大食漢という感じで、カロリーの高いものやこってりしたものが好みで、お酒の量も多めです。小便にもよく行きます。「湿熱」の特徴で、ちょっとした傷でも化膿しやすく、ジクジクしてなかなか治りません。見た目には何もないのに、皮膚の深いところに痒みを感じることもあります。口の中が粘ったり、苦く感じたりもします。

通常は食欲があり元気ですが、ときに胸苦しく感じたり、食欲がなくなって吐き気を感じたりすることがあります。脇腹やみぞおちが張った感じで苦しくなります。これは「湿熱」が肺や胃にたまった状態です。

こういう状態では、のどは渇くのにあまり飲みたくありません。

尿の色が濃いことが多く、尿の量は結構多めです。ときに尿が濁ることもあります。排尿時に違和感を感じたり、出渋ったりすることもあります。大便は形のないドロッとした粘り気のあることが多く、匂いが強いのが特徴です。排便の回数は多い場合も、反対に少なく便秘になる場合もあります。おなかが張って苦しく、出た後もすっきりしません。排尿や排便のときに、尿道や肛門に焼けるような灼熱感を感じることもあります。おならが多く、豪快に放屁します。インポテンツになることもあります。

▼湿熱がなりやすい病気

《化膿性の炎症、糖尿病、高血圧症、神経症など》

化膿性の炎症がよく見られます。蓄膿症（慢性副鼻腔炎）、慢性鼻炎、花粉症、麦粒腫（ものもらい）、緑内障、慢性中耳炎、ニキビ、脂漏性湿疹、アトピー性皮膚炎、掌蹠膿疱症《しょうせきのうほうしょう》、気管支拡張症、慢性気管支肺炎、扁桃炎、リンパ腺炎、乳腺炎、慢性胃炎、肝炎、胆嚢炎、大腸炎、過敏性腸症候群、潰瘍性大腸炎、慢性腎炎、腎盂腎炎、膀胱炎、前立腺炎、各種の膣炎など。

また「湿熱」が一カ所に充満するために、余分なものが溢れたり、「気」や「血」が固まったり詰まったりする病気も見られます。これらの病気には、糖尿病、高脂血症、高血圧、結石症、インポテンツ、早漏、前立腺肥大症、関節リウマチ、各種のガン、心筋梗塞、動脈硬化症、脳卒中、神経症、うつ病などがあります。

▼湿熱とほかのタイプとの関係

「気」の滞りは「熱」をこもらせやすく、この「熱」が余分に身体にたまった「水」と結び付くと「湿熱」になるので、Fタイプ湿熱では、Eタイプ気滞とHタイプ湿痰との両方の特徴を併せ持つことが多くなります。Eタイプ気滞の人が水分を摂り過ぎたり、Hタイプ湿痰の人がストレスをためて「熱」をこもらせたりして、Fタイプ湿熱になることが多いです。

「湿熱」が「血」の動きを邪魔して「血」の流れが悪くなると、Gタイプ血瘀に、また「湿熱」が主に胃腸にたまって悪さをするとAタイプ脾気虚になることもあります。

④Ｆタイプ湿熱の養生術

食欲旺盛で飲食物を摂り過ぎて余分な「水・熱」を身体の中にため込みがちなこのタイプの養生術は、なんと言ってもまず外から「湿熱」を取り込まないように、食事や飲み物に注意を向けることです。

▼湿熱の養生――守りの策

(a) 食べ物・飲み物を見直す

飲食物を摂り過ぎて余分な「湿」や「熱」をため込んでいるのですから、飲食の全体量を少なくすることが基本方針となります。食べ物や飲み物自体に「湿熱」の性質を持つものがあるので、特にこれらを摂り過ぎないように注意します。味の濃い物（甘い物、辛い物、塩辛い物）、こってりした物、カロリーの高い物、酒類などが「湿熱」の性質を持つ飲食物の代表です。「熱」を作る作用と「湿」をためる作用とを併せ持っているのです。さらに、こうした性質のものを冷たい状態で飲食すると、冷たさのために動きが悪くなり、「湿熱」の動きの悪い性質を強めます。ビール、水割り、カクテル、刺身、冷しゃぶ、生肉（ユッケ、馬刺、牛刺など）、チーズなどがこれに該当します。牛乳やヨーグルトを水代わりにがぶ飲みすることも要注意です。

ワサビ、辛子《からし》、ショウガ、山椒《さんしょう》などの香辛料は、「湿熱」の動きの悪さを解消する働きを発揮します。生ものや肉類、鰻などこってりした物の付け合わせとして、昔から利用されています。しかし、たくさん摂り過ぎると「熱」を増やして「湿熱」を生みやすい環境を作ります。もともと「湿熱」をため込んでいるＦタイプの人は、湿熱解消に役に立つ香辛料と言えども、摂り過ぎには注意をする必要があります。何にでも適量があって、悪いと言われる物でも少量なら気にしなくていいことも多いですし、どんなに良いと言われる物でも、量を過ごすと必ず弊害があるものです。

(b) ストレスをためない

外から「湿熱」を持ち込まなくても、身体の中で余分な「水」と「熱」が結び付いて「湿熱」が発生します。余分な「水」や「熱」を身体の中で作らないように工夫することが守りの策として役立ちます。

Hタイプ湿痰で提案している飲食習慣の改善は、余分な「水」対策に役立ちます。余分な「熱」を作らないためには、日頃の精神状態のあり方に目を向ける必要があります。ストレスをためたりイライラを強めたりする環境は、身体に熱をこもらせやすいからです。「熱」の対策にはEタイプ気滞の養生がこのタイプにも役立ちます。

▼湿熱の養生――攻めの策・サウナで減量は要注意

在庫過剰は、生産を絞るだけでは解決できません。蓄えがいっぱいで「湿熱」を作っているこのタイプの〝攻め〟の策では、身体を使って汗を流し、余分な蓄えを引っ張り出して消費することが必要です。飲食を控えるだけではなく、倉庫からできるだけ多くの物を運び出しましょう。

ではサウナで減量、なんて安易に考えてはいけません。サウナの熱は表面からしかける攻撃のようなもの。急激な環境変化から身を守るために動員される汗で身体に役立つ「津液」は消耗しますが、身体の邪魔物の「湿熱」は解消されません。このタイプに必要な汗は、内側から外に押し出される汗で、外から絞り出す汗ではないのです。サウナでの発汗は、むしろ水と熱のバランスを崩してかえって「湿熱」を強めることにもなりかねません。身体を動かして燃焼を強め、水の動きを盛んにさせた結果として汗が出るようにしむけましょう。

▼湿熱に適した食べ物・食べ方

(a) 適した食べ物

余分な水や熱を処理する作用を持つものや気の巡りを良くする作用を持つものが適しています。

(例) タマネギ、モヤシ、トウモロコシ、レタス、セリ、ナス、ダイコン、トマト、レモン、シジミ、豆腐、ドクダミ茶、センナ茶

(b) 適さない食べ物

熱や水を増やす作用を持つものや食材に湿熱の性質のあるものは適しません。

(例) ニンニク、ニラ、ショウガ、ウナギ、ブリ、サ

バ、ハチミツ、鶏レバー、モモ、パイナップル
そのほか89頁で取りあげた「湿熱」の性質を持った飲食物。

《食べ方の注意点》食事の全体量を減らし、ビール、水割りなどの冷たくて水分量の多いアルコール飲料、味の濃いもの、カロリーの高いものを避けることが大切です。

⑤湿熱に適した漢方薬

「湿熱」を解消するために、熱を冷ましたり、過剰な水を解消したり、動きが悪くなったものを解消したりするあの手この手の作用を組み合わせて作られた漢方薬がこのタイプに適しています。症状や湿熱のある場所などによって多くの使い分けがあり、黄連解毒《おうれんげどく》湯《とう》、温清飲《うんせいいん》、柴胡清肝湯《さいこせいかんとう》、荊芥連翹湯《けいがいれんぎょうとう》、防風通聖散《ぼうふうつうしょうさん》、竜胆瀉肝湯《りゅうたんしゃかんとう》、清上防風湯《せいじょうぼうふうとう》、五淋散《ごりんさん》、辛夷清肺湯《しんいせいはいとう》、葛《かっ》根湯《こんとう》加《か》辛夷《しんい》川芎《せんきゅう》、消風散《しょうふうさん》、十味敗毒湯《じゅうみはいどくとう》、加味逍遙散《かみしょうようさん》、猪苓湯《ちょれいとう》などたくさんの漢方薬が該当します。

「湿熱」の存在する場所によって漢方薬を使い分け、皮膚には消風散、柴胡清肝湯、鼻や副鼻腔には辛夷清肺湯、荊芥連翹湯、肺には清肺湯《せいはいとう》、竹筎温胆湯《ちくじょうんたんとう》、胃腸には加味逍遙散、小柴胡湯《しょうさいことう》、膀胱・尿道・帯下が見られる膣などには竜胆瀉肝湯、五淋散、猪苓湯などが代表的に使われますが、それぞれ状態に応じてほかの場所にも使われます。

▼黄連解毒湯

熱を冷ます作用を持つものとして代表的な漢方薬です。身体のいろいろなところの熱を冷ます成分で構成されていて、それぞれの成分が乾燥させる作用も持っているので熱と水を減らすことができ、「湿熱」の解消に役立ちますが、熱を解決する力が主体の構成です。熱を冷ます矛先は、体表、頭部、肺、胃腸、中心部まで、ほぼ全身に向いています。

▼防風通聖散

便秘薬や脂肪を燃やす痩せ薬として市販の漢方薬でよく宣伝されている薬です。「湿熱」の解消に役立つ成分がたくさん集まっています。身体のいろいろな場所の熱を冷ましたり、血液や水を動かしたり、こもっ

ているものを発散させたりする、身体に攻撃的な作用を持った成分がほとんどで、身体を掃除するような意図で作られています。身体の働きの弱っている人や不足が目立つ体質の人では、具合を悪くさせてしまうことがあります。水も熱も過剰で溢れている、身体の働きも充実しているタイプのための漢方薬です。

このほか、漢方薬一覧表（１５３頁）の湿熱の欄に◎や○が付いている漢方薬は、Ｆタイプ湿熱に適しています。さまざまな使い分けの視点を判断するには、湿熱以外の項目に付いた○と、自分の体質判別チャートのピークとが一致しているかどうか照らし合わせることで、概ね適合性を判断できます。

［3］「血」の視点から病を診る

1　Cタイプ血虚の体質の症例

(1)　病気の様子——頭痛と便秘

49歳の女性Cさん、頭痛と便秘で受診されました。顔色はやや白く感じます。

20歳代から片頭痛があり、8年前にむち打ち損傷して以降は頭痛薬が手離せなくなりました。日頃から肩こりがあり、首の張りから頭に移動してギューッと締め付けられるように痛み、後頭部やこめかみがガンガン疼くように痛みます。

台風や天気が悪いときに痛みやすいのと、月経に絡んで痛みます。若いときは月経前が多く、3～4年前からは月経の後半から終わりかけの2～3日に頭痛になります。ロキソニンを使って鎮めています。

月経時の腹痛や腰痛もありますが、この痛みには薬は使いません。月経周期は順調です。

頭痛と便秘
C タイプ
血虚・Cさんの
病気の様子
肩こり
月経痛
足がむくむ

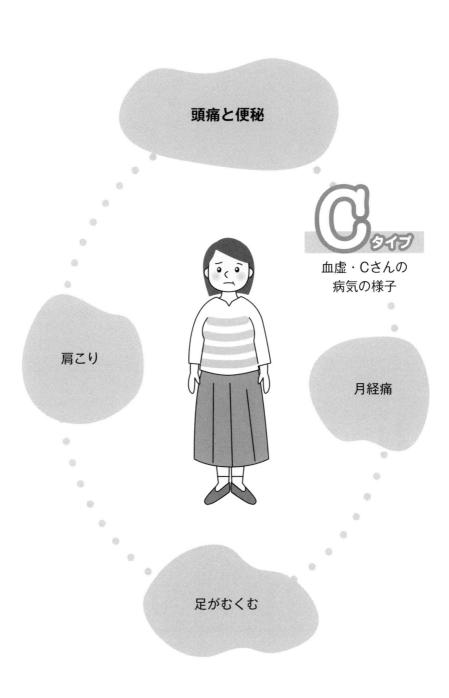

便秘については、4日おきの排便で、便秘薬は使っていません。大便の硬さはいろいろですが、月経前は下痢になります。

年齢と共に汗をかきやすくなり、足がむくみ重く感じます。寒がりでも暑がりでもあります。160㎝、63kgなのでやや太り気味、BMIも24・6で計算上も肥満に近づいています。

生活習慣では、コーヒー、紅茶、緑茶、ジュースなど冷たい飲み物が多く、空腹より時間で食事することや間食が多いそうです。

過去に大きな病気はありません。健康診断や血液検査は15年来実施していないそうです。

「読体術」の体質判別チェックリストでは以下の項目にチェックが入りました。

> ものを言うのがおっくうに感じる　動くと汗が多く出やすい　寒がり　下痢や泥状便が多い　便秘になりやすい　むくみを感じることが多い　雨や湿度の高い日に体調が悪い　痒みを感じることが多い　頭痛を起こしやすい　皮膚が乾燥しやすい　大便が硬いことが多い　物忘れしやすい　不安感が強い　筋肉痙攣やつりやすい　しみ・そばかすや皮膚が黒ずみやすい　体が重く感じられることが多い　薄い水のような鼻水が出る

これをもとに読体術体質判別をしたチャート図です。

血の不足を示す「血虚」と、水の過剰や停滞を示す「湿痰」に大きなピークが見られます。

Cさんの頭痛と便秘をどう診断してなぜこの漢方薬を使ったかなどの詳しいことは、後で説明するとして、まずは、治療でどうなったかをお示しします。

(2) 治療と経過

コタロー温経湯《うんけいとう》エキス細粒4g（1包）＋
ツムラ桂枝《けいし》茯苓《ぶくりょう》丸《がん》加《か》薏苡仁《よくいにん》エキス顆粒2・5g（1包）

を1日2回、朝夕食前に服用してもらいました。生活では、過剰な飲食の機会を控え目にするようにお願い

〈Cタイプ血虚〉

チェックリスト①の数

脾気虚	腎陽虚	血虚	陰虚	気滞	湿熱	血瘀	湿痰
11	9	16	12	7	9	9	16

下のチャート図では作図の都合上、最大数を基準に比例計算して７本の補助線上に表示しています

読体術体質判別図

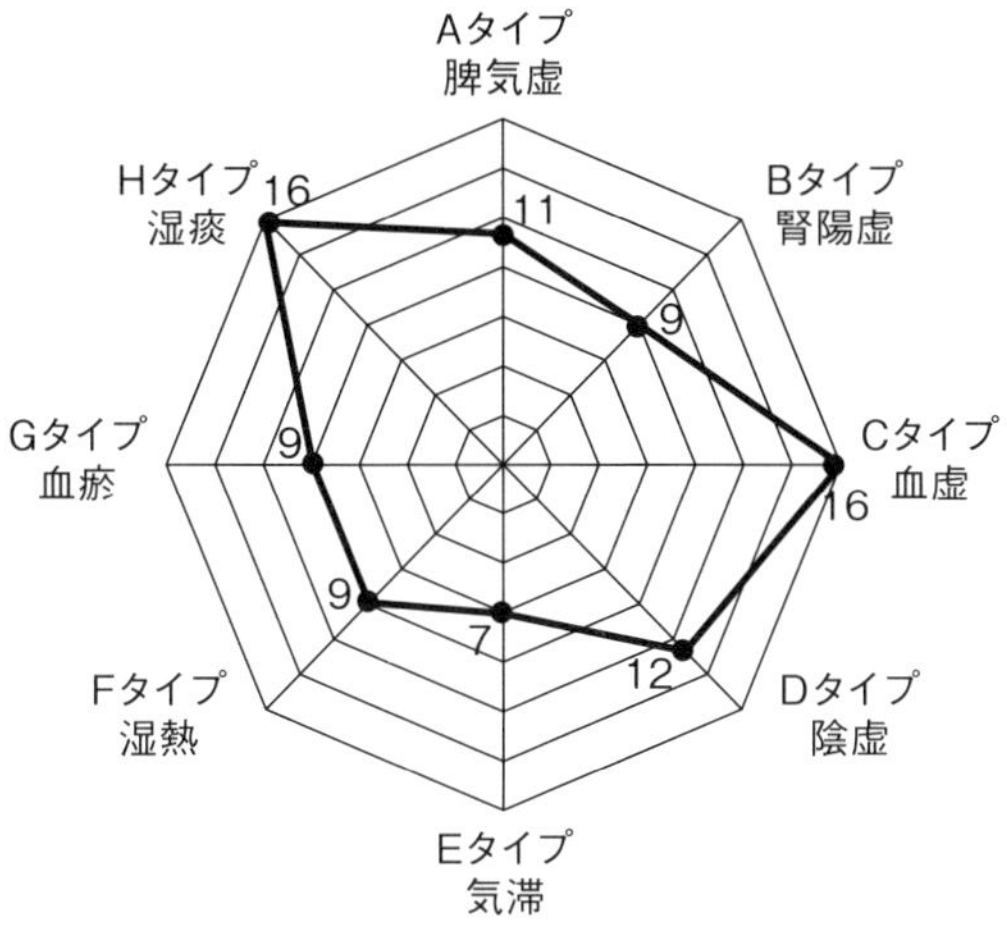

しました。

服用を始めてすぐから、「身体が若返ったように軽く感じる」ということでした。強い肩こりがなくなる。最初の1週間に頭痛が一度だけありましたが、寝たら翌日には治っていました。

大便の頻度は変わらず3～4日に1度でしたが、大便が柔らかくなって出やすくなったそうです。睡眠の様子も以前より良くなったとおっしゃいました。その後、同じ漢方薬を続けて飲んでもらっています。気分も体調も快適に過ごせています。

(3) 診断と治療の考え方

Cさんをどう診断し、なぜこの漢方薬を使ったかなど、診察中に考えたことをご紹介します。

①身体の様子

まず、Cさんの頭痛にはいろいろ特徴が見られて、病気や身体の様子を探るヒントになります。まず、首から後頭部にかけての頭部の芯に相当する部分での

ギューッと締め付けられるような痛みです。こうした中心部の絞扼《こうやく》痛は、「血」が関わる痛みであることが多いのです。表面でガンガンする痛みは「気」や「熱」が関係することが多く、雨の日にズーンと重く感じる痛みは「水」と関係する痛みと考えられています。Cさんには、どれも見られますが、「血」に関係する絞扼痛が主体で、ガンガンするのは、おそらく「血」が不足する「血虚」の影響で乾燥気味の特徴を示しているのだと思われます。

月経絡みの痛みにも多くのヒントがあります。Cさんのように月経後半で痛むのは「血」が少ない「血虚」の人に見られる痛みの特徴です。ちなみにCさんが若いときの月経前の痛みはEタイプ気滞の人に多く見られるパターンで、初日2日前に特に強いのはGタイプ血瘀の人に多く見られます。Cさんにも軽い腹痛や腰痛が月経中にあるので、血液の流れの悪さも兼ね合わせていると考えられます。頭痛が肩こりとセットに見られるのも「血」の流れの悪さと関係していそうです。若いときのむち打ち症が原因のひとつになっているかもしれません。

「血虚」の状態は、望診で見られた「顔色の白」やチェックリストにチェックがあった「皮膚乾燥　大便硬い　物忘れ　不安感　筋肉の痙攣やつり」の症状が物語っています。治療が進んで睡眠の状態が良くなったように、血虚は睡眠の悪さにも影響しています。体質判別図にもピークが見られたように、Cさんの身体の状態は「血虚」が中心になると思われます。

脈は「細《さい》・滑《かつ》」で、「細脈《さいみゃく》」は「血」が少ないことを示しています。舌診では色は「淡紅《たんこう》」で標準でしたが、舌先が紅く、これは頭部では血が少なくて乾き気味なことを意味していて「ガンガン」する痛みと関連します。舌下静脈は細く膨らんでいて、血の少なさと流れの悪さの両方を示しています。

体型からはやや肥満の傾向があって、汗やむくみの訴えやチェックリストにあった「下痢　雨の日の体調不良　身体の重さ　薄い水のような鼻水」の症状と合わせると身体に水が過剰な「湿痰」のタイプの特徴を示しています。頭痛が台風や天気の悪いときに出やすいことも「湿痰」と関係しています。体質判別チャートのピークと一致しますが、病気と関連する身体の状態は「血虚」で、湿痰の特徴が多く見られるのは、おそらく飲食物が多い生活習慣と関連していると思います。「血虚」の体型は痩せていることが多いのですが、Cさんの場合は生活習慣から生じる湿痰の影響で、血虚に典型的な痩せではなく、やや太り気味の体型になっていると思われます。

こうした分析から、Cさんは血が不足する「血虚」の状態が主体で、さらに血液の流れの悪い状態を少し兼ね合わせているために、頭部に血液が不足する強い頭痛を作っています。飲食の多い生活習慣で身体には過剰な水が持ち込まれて、「湿痰」の傾向も作っています。

②治療の考え方

以上の考え方に沿って治療法を考えると、「血」を増やすことを中心に置いて、血の流れの良さを手に入れて、余分な水を処分する応援をするように漢方薬を考えます。

温経湯《うんけいとう》には血を増やす成分と血の巡りをよくする成分とが含まれます。増やした「血」を頭部に届けやすいように、潤すのは麦門冬《ばくもんどう》、阿膠《あきょう》、当帰《とうき》（桂枝茯苓《けいしぶくりょう》丸加薏苡仁《がんかよくいにん》の芍薬《しゃくやく》も）といった軽い成分にして、川《せん》芎《きゅう》、桂皮《けいひ》、人参《にんじん》、生姜《しょうきょう》で上向きの力を強めています。人参は身体が「血」を作る働きを強化します。牡丹皮《ぼたんぴ》、半夏《はんげ》、呉茱萸《ごしゅゆ》は、頭部に充満するものを引き下ろして解消し、頭痛の一因を取り除きます。

桂枝茯苓丸加薏苡仁は、血液の流れと水の流れを順調にして、芍薬や薏苡仁で肩こりを緩めて痛みを解消します。温経湯と同じ桂皮、牡丹皮が含まれていて同様の働きかけをします。芍薬は血を増やす軽い成分となります。

痛みを鎮める成分を特別に考えなくても、こうした身体の条件を改善させる働きかけをすることで、自然と痛みが消えていくと考えられます。事実、結果は、予想以上に即効的に症状が改善しました。

2　Gタイプ血瘀の体質の症例

(1) 病気の様子——月経痛で出血も多い

48歳の女性、Gさん。月経痛が強く、出血量も多いので漢方治療を希望されて4月下旬に受診されました。

もともと月経が始まる2〜3日ほど前から強い腹痛があり、出血も多めで塊もあったそうですが、今月の月経はいつもよりも痛みも出血も少ない状態で終わりそうだと思っていたところ、7日目からまた出血が始まり、その5日後にはいつも以上の強い痛みが出て、イブでは効かず、出血も大量になり、婦人科を受診して子宮腺筋症（子宮の筋肉の中に子宮内膜と同じようなものができて症状になる病気）と診断されました。MRI検査では腫瘍などの悪いものはなかったそうです。ロキソニンを服用しても効かず、服薬で足の裏が冷たくなるので中止して、いつものイブを飲んでしのいでいます。病院からは芍薬甘草湯《しゃくやくかんぞうとう》が処方されましたがそれも効かず、困って、本格的な出血から9日目に当院を受診されました。出血も痛みも強い状態です。

手足が冷え、足を温めると腹痛も楽になる傾向があるそうです。出血が増えてからは食欲がわかず、食事をすると腹痛が強まり、軟便傾向になりました。坂を登ると息切れするようになりました。以前、血液検査で貧血と言われたこともあるそうですが、2カ月前の健康診断では貧血は指摘されませんでした。

体型は154cm、50kgで痩せ気味、BMIも19で痩せの分類になります。舌の色が少し白く感じられ、舌の裏にある静脈が比較的細いですが、膨らんで見えました。

過去の大きな病気はほかにありませんが、半年前からアトピーで皮膚が荒れたり鼻炎になったりして、市販のタウロミン（十味敗毒湯《じゅうみはいどくとう》という名の漢方薬の成分に薏苡仁《よくいにん》、カルシウム、ビタミン、アミノ酸などの栄養成分が含まれた錠剤）を飲んで改善したそうです。

「読体術」の体質判別チェックリストでは以下の項目にチェックが入りました。

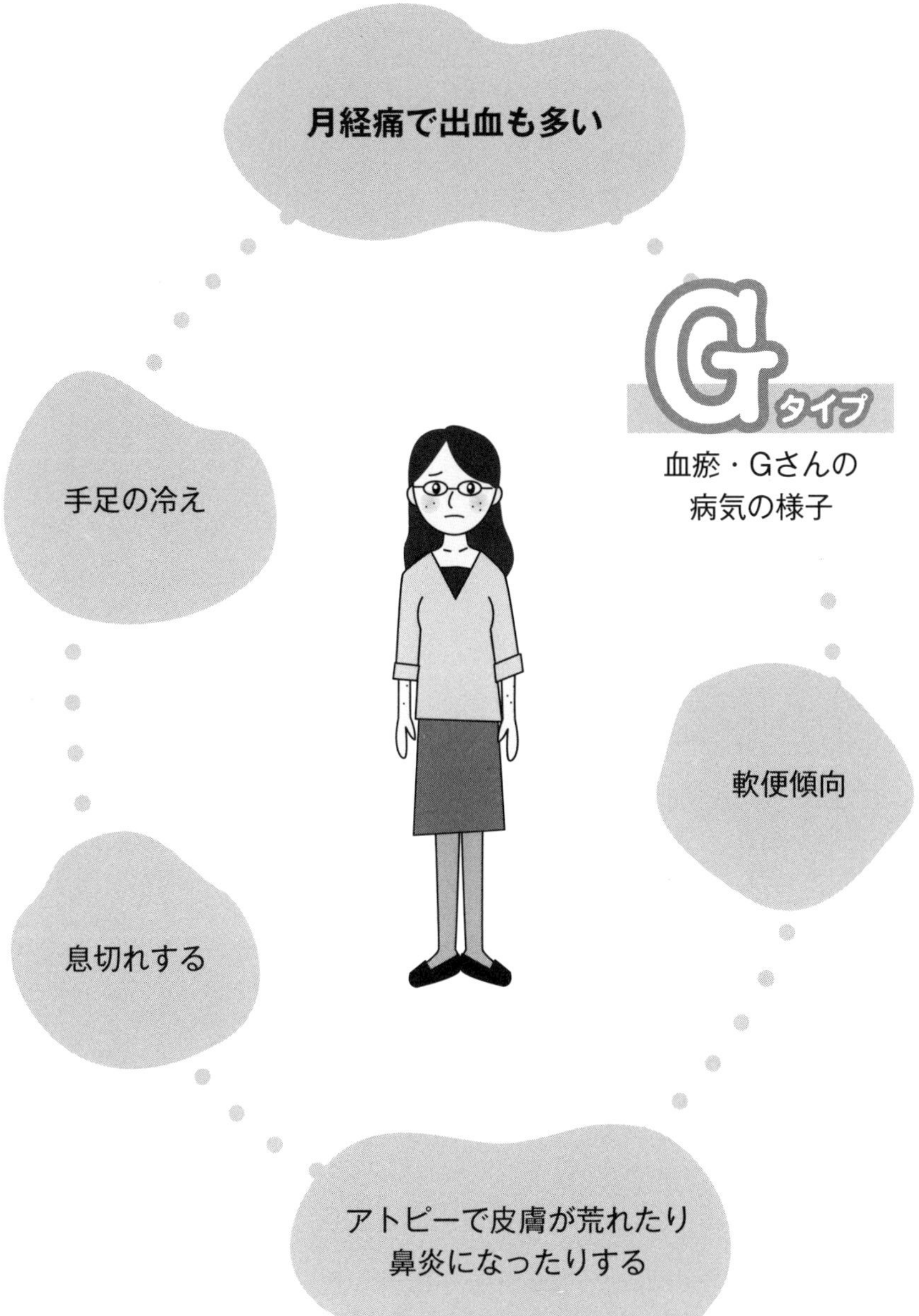

Gタイプ
血瘀・Gさんの
病気の様子
月経痛で出血も多い
手足の冷え
軟便傾向
息切れする
アトピーで皮膚が荒れたり
鼻炎になったりする

手足が冷える　寒がり　腹部の不快や鈍痛が多い　下痢や泥状便が多い　大便後、肛門が出たまま（脱肛）になる　生理の量が多い　夜中にトイレに起きることが多い　痒みを感じることが多い　体温は高くないが熱っぽく感じる　経血塊が多い　痩せているほう　皮膚表面がかさかさしている　髪の毛細い　舌の赤味が少ない

次項の図は、これをもとに読体術体質判別をしたチャート図です。

Gさんをどう診断してなぜこの漢方薬を使ったかなどの詳しいことは、後で説明するとして、治療でどうなったかを先にお示しします。

(2) 治療と経過

漢方治療としても、とにかくすぐにでも、痛みと大量出血を鎮めなければなりません。

コタロー腸癰湯《ちょうようとう》エキス細粒2g（1包）＋
コタロー芎帰膠艾湯《きゅうききょうがいとう》エキス細粒5g（2包）

を1日3回、毎食前に服用してもらいました。生活では長めの睡眠を心がけるようにお願いしました。

緊急なので5日後に受診してもらいました。服用を始めたその日から鎮痛剤の効きがよくなり、翌日も鎮痛剤で手応えがあり、以後は痛みがなくなりました。出血は翌日はまだありましたが減ってきて鮮血色ではなくなり、3日目には褐色になり、4日目からは少量になりました。

足の冷え感や体調はまだ良くならないのですが、食後の腹痛はなくなり、自然と眠くなって12時間くらい寝ることもあったそうです。その後4カ月同じ薬を続けてもらいました。

4月から続いていた出血は止まり、服用開始から3週ほどした頃には食欲が普通に戻り、空腹感を感じるようになりました。貧血状態がなくなって普通に歩けるようになりました。土日は帰宅するとぐったりしますが、毎日疲れている感じではなくなりました。

〈Gタイプ血瘀〉

チェックリスト①の数

脾気虚	腎陽虚	血虚	陰虚	気滞	湿熱	血瘀	湿痰
12	8	10	8	5	5	8	5

下のチャート図では作図の都合上、最大数を基準に比例計算して7本の補助線上に表示しています

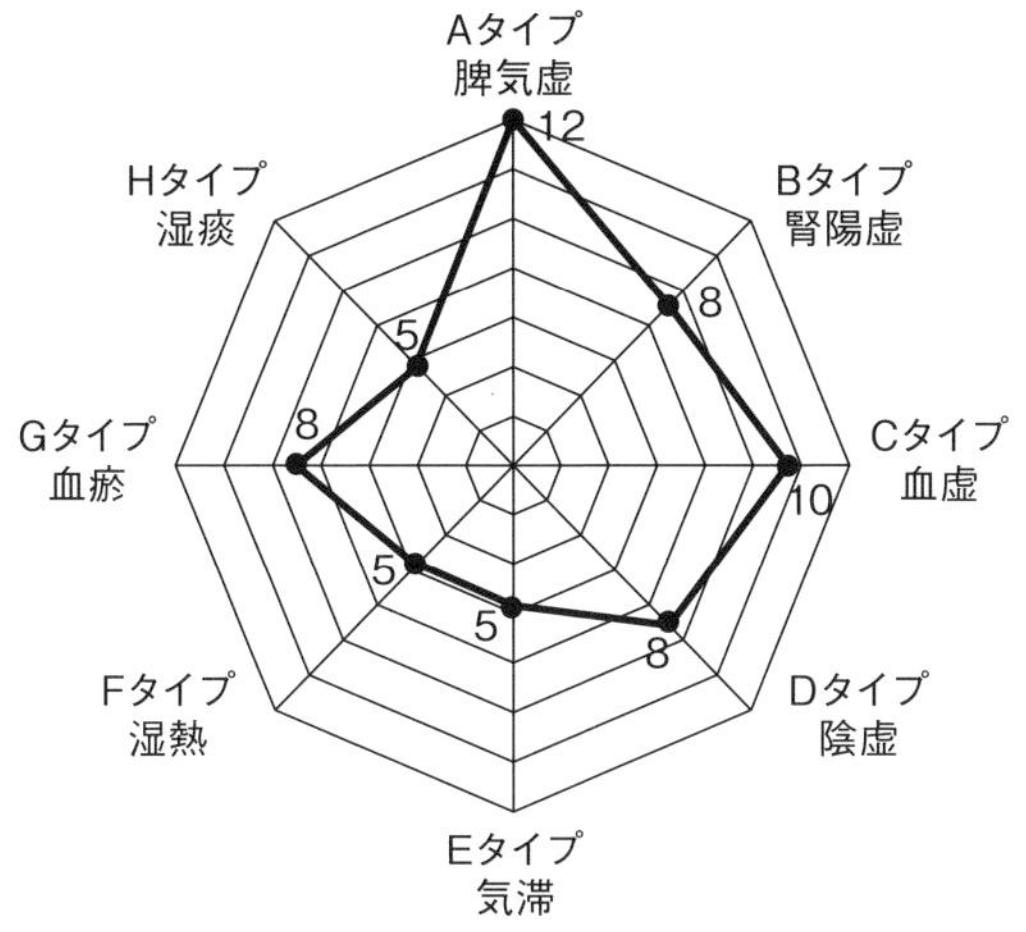

翌月の月経は30日周期で始まりました。いつもなら月経の2日前から始まる腹痛が、直前の軽い鈍痛だけで、服薬しませんでした。月経初日と2日目の月経痛はイブですぐ効いて、効果が切れたらロキソニンが必要といったいつものような状態にはなりませんでした。仕事の日は予防的にロキソニンを服用しましたが、効果が長く続く感じがしました。3日目は月経痛は気にならない程度で、4日目にはなくなりました。出血は不自然な多さがなく、多いのも2日目まで。終わりかけにまた軽い腹痛が数日ありましたが、貧血症状や体調不良はないまま終わりました。結局、その後、婦人科は受診せずに終わりました。

5月に入って暑くなり、汗をかいて肘のくぼみに少し湿疹が出ましたが　タウロミンは服用せずにすんでいます。例年この時期に出る手のひらの発疹や水疱もまだ出ていないとのことでしたので、皮膚の状態もいつもより良いようです。

その後、毎月25日周期で月経となり、月経前の痛みはなくなり、初日、2日目は、痛みがあっても服薬で

収まる程度となりました。出血量も普通量で2～3日コンスタントに出て、7日目にはきちんと終わります。

体調不良も徐々に軽減して、月経後の疲れ感がなく元気になり、胃の不調もなく食欲も普通にある状態です。気温が下がると足が冷える感じがまだ残りますが、皮膚の乾燥が少なく、全体には血液の巡りも良くなっている印象です。

出血の状態が落ち着いたので、8月中旬からは、芎《きゅう》帰《き》膠艾湯《きょうがいとう》を芎《きゅう》帰《き》調血飲《ちょうけついん》に変更しました。芎帰膠艾湯の止血作用よりも、芎帰調血飲で血液や気の巡りを改善させ、胃腸の働きを盛り立てて元気の応援をする作用を多くするのが目的です。

以降、この薬の組合わせで継続し、経血が多いのは初日だけになり、痛みもなくなりました。仕事の後の疲れが少なく、冷え感が少なく、気力がなくなることもなく、普段の体調もすごく良くなったそうです。

(3) 診断と治療の考え方

Gさんをどう診断し、なぜこの漢方薬を使ったかなど、診察中に考えたことをご紹介します。

①身体の様子

訴えの月経痛や出血量の多さの症状は、言うまでもなく「血」が関係する症状です。Gさんの身体の「血」の状態がどうなのかに焦点を当てて分析することになります。

月経前の痛みは「気滞」が関係することが多いので、Gさんのもともとの月経痛には気の巡りの悪さが関係していたのかもしれませんが、今回の月経のダラダラと始まる出血に続いて、本格的な大量の出血が始まっての強い痛み、その後また長く続く出血といった特徴は、血液の流れが悪い「血瘀」の状態でよく見られる症状です。流れの良くない条件下で月経血が動く状態を想像してもらうと理解しやすいと思います。流れの悪い中を大量に血液が流れるときに特に痛みが強くなるので、本格的な出血が始まる月経1～2日目に痛みが強いのが「血瘀」の月経痛の特徴です。Gさんのいつもの出血も大量で塊があるようですが、経血塊も「血瘀」の特徴のひとつです。舌の裏の静脈が膨らむのも「血瘀」を示しています。Gさんの身体の様子の中心は、「血」が滞りやすい状態だと考えられます。

望診の痩せ形の体型や舌の色の白さは血の不足する血虚Cタイプの特徴ですので、血の不足も考慮しないといけません。チェックリストにあった「痒み　皮膚かさかさ　髪の毛細い」も「血虚」の現われです。舌の裏の静脈が膨らむ割に細いのも「血虚」と関係していそうです。

月経で出血が多いことが、血液の量を少なくしているかもしれません。不調時やチェックリストには、胃腸の働きが悪くなる症状も見られます。胃腸の働きが悪いと血を作る力が弱まって「血虚」を強める原因となります。

血の流れが悪く量も少ない状態だと、末端や体表には血液や熱が届きにくくなります。Gさんが鎮痛剤や気温で足が冷えるのは、単純に熱が少ないからではなく、血の滞りや不足があるからだと思われます。脈の様子は「細《さい》・弱《じゃく》・沈《ちん》」です。「細」は脈が小さいことを意味していて血が少ないことが反映された脈です。「沈」や「弱」は、脈の勢いが良くないことを意味していますが、Gさんの場合は血瘀で流れの条件が良くないことの現われだと解釈します。

こうした分析から、Gさんの身体は「血」の流れが悪い状態にあり、それに、「血」の量が少なかったり、胃腸の働きが弱かったりすることが合わさって、子宮周辺で血液が大きく動く月経前後で痛みや出血異常の症状になっています。体質判別チャートのピークの様子と一致する見解です。

「血」の異常は、月経関連だけでなく、末端の冷え、息切れなどの全身症状や皮膚のアレルギー症状にも不調を作っています。

②治療の考え方

Gさんの身体の様子の分析に基づいて、血の巡りを良くしながら出血を抑え、不足した血を増やす働きかけをします。鎮痛作用のある薬を選ぶよりも、「血」の条件を良くすることに焦点を当て、結果として痛みが和らぐ方法を選びます。
腸癰湯《ちょうようとう》は血液の流れを良くして（桃仁《とうにん》、牡丹皮《ぼたんぴ》）、くすぶった炎症があればそれを鎮めて（冬瓜子《とうがし》、薏苡《よくい》仁《にん》）、その結果、月経痛や腹痛を解消する作用があります。芎帰膠艾湯《きゅうききょうがいとう》は出血を止める作用（艾葉《がいよう》、阿膠《あきょう》）を主体に、不足した血を補ったり流れを良くしたりする働きかけ（地黄《じおう》、芍薬《しゃくやく》、当帰《とうき》、川芎《せんきゅう》）を兼ね備えています。

出血が落ち着いて切り替えた芎帰調血飲《きゅうきちょうけついん》には、「血」に働きかける成分のほかに、胃腸の働きを盛り立てる成分（白朮《びゃくじゅつ》、茯苓《ぶくりょう》、乾姜《かんきょう》、大棗《たいそう》、生姜《しょうきょう》）や、気の巡りを良くする成分（香附子《こうぶし》、烏薬《うやく》、陳皮《ちんぴ》）が含まれるので、身体のいろいろな働きを応援することで「血」の量を増やし巡りをよくすることをさらに充実させます。

こうした働きかけで、月経痛や出血の多さが急速に改善するとともに、数カ月のうちに、全身症状や皮膚の状態も改善していきました。「血」の働きの充実によって、身体全体の働きも充実したのです。

3 「血」の話

「血」は、東洋医学で考える、身体のしくみを支える3つの要素（気・血・津液）のひとつです。「気」や「熱」は形のない存在でしたが、「血」は身体を養う材料で、形のはっきりした存在です。「血」は、身体のいろいろな働きの栄養や燃料のような役目をしていて、身体の働きを物質面から支えています。身体の臓器は「血」を十分に受けてはじめて正常に機能します。「血」を得て、筋肉は太り、髪は太く長くなり、皮膚や爪が新しくなり、「血」を燃料にして身体の働きが活発になり、目が見え、耳が聞こえ、鼻が利き、口がきけ、月経機能が整うといった具合です。「血」によって精神は豊かになり、興奮を鎮めたり、冷静な判断をしたり、ゆったりとした状態を提供したりして頭脳は明断になり、睡眠が訪れ、睡眠や精神状態を安定させます。記憶にも関係します。

「血」の中に「気」を納め、「血」から「気」の供給を受けて生体が機能して「熱」を産生するので、「血」は「熱」を運ぶ器としての役目も持っています。

(1) Cタイプ血虚

①「血」はどうやって作られる？

「血」が少ないのが「血虚」タイプの特徴です。「血」はどうやって作られるのでしょうか。

「腎」に蓄えられている「腎精」と呼ばれるものを原料に、胃腸と関係の深い「脾」の働きで食べ物から抜き出された「水穀の精微」を結合させて「血」の素材が作られます。これを「脾」と「肝」の共同作業で「肺」に持ち上げて、「肺」の力で大気中の「清気」と合体させることで赤く染まり、「血」が完成します。

このようにいろいろな働きが関わって「血」が作られますが、その中心になっているのは「脾」の働きです。材料を増やすために食事はもちろん大切ですが、食べ過ぎて「脾」に負担をかけ「血」を作る働きを弱めることになっては元も子もないので、血虚の人は食べ過ぎに気をつけることも大切です。

「血」を作るしくみは、寝ている間に活発になるので、「血」を増やすには十分な睡眠をとることが食事以上に大切です。

②「心」の話

「血」を体中に送り出す力を提供をしているのは「心《しん》」の役割です。これは西洋医学の心臓と同じ考えですが、東洋医学で考える「心」の働きは、単なるポンプとしての役割以上に、知能や精神活動に関わる「脳」に属するものまで含みます。「心」が、記憶や睡眠、意識状態、随意運動、言語機能に関わっていると考えています。全体を統轄する司令塔の役目なので「心」を「君主《くんしゅ》の官《かん》」と呼ぶこともあります。

「心」は「血」を燃料として活動していますが、日中の活動を回復させるために、夜間には精神状態をゆったりさせて「心」を潤します。この潤す役割をするのも「血」の役割です。「血」が十分あれば気分もゆったりとして、夜になると眠くなって熟睡できます。「心」を潤すための「血」が不足すると、ゆったりした気分が保てなくなって、イライラしたり夢をたくさん見たり、物忘れをしたり、不安になったりします。

③Cタイプ血虚の特徴

身体を養う「血」が不足している状態です。身体のいろいろなものは「血」を受けてはじめて正常に機能するので、血虚は身体全体の働きに影響して、症状は多岐にわたりますが、特に、目、髪、皮膚、爪、筋肉の異常として現われます。

▼血虚の外見の特徴――色白の痩せ型

色白の痩せ型、筋肉が枯れたように薄い体つきです。おどおどした不安げな表情になります。

皮膚が薄く白くかさついて艶がありません。爪は艶がなく薄くて変形していて、すぐに割れたりかけたりします。爪の下の皮膚の色も、白っぽくて血色が良くありません。唇の色は血の気の少ない白っぽい色になるのが特徴です。

髪の毛は「血の余り」と考えられていて、身体に必要なだけの「血」が充足したうえでその残りが髪に回されます。髪がかさついたり、細くなったり、抜けて薄くなることが目立ってきたら、「血」の不足の信号かもしれません。

▼血虚の舌と脈――白っぽい舌、力なく細い脈

舌にも血の気が少なく、白っぽい色をしています。痩せて薄く感じられます。

脈は、流れる中身が少なくなるので、力がなく、細く感じられます。ときには脈を見つけるのに苦労するほど細いかもしれません。

▼血虚の自覚症状の特徴――疲れやすく、寒がり

身体のいろいろなものは、「血」を材料や燃料にして機能するので、血虚の症状は多岐にわたります。

疲れやすく、寒がりの傾向が強く、特に皮膚、髪、眼、筋肉、月経などに問題が起きやすいです。

いろいろなものを潤す働きが低下して、立ちくらみやふらつき、動悸がよく見られます。目がかすんだり、目の疲れが出たりしやすく、筋肉の疲れやひきつりをよく感じます。手足のしびれを感じたり、寒い日には手足の冷えを感じたりすることもあります。月経周

出版案内

漢方とセルフケアの本

2023.1

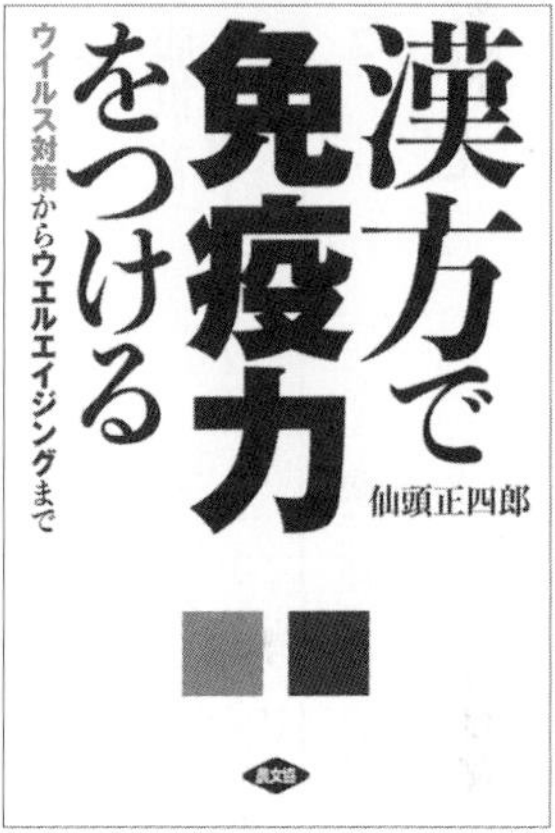

漢方で免疫力をつける

仙頭正四郎 著

「読体術」 978-4-540-21132-4

農文協 〒335-0022 埼玉県戸田市上戸田2-2-2
https://shop.ruralnet.or.jp/
(一社)農山漁村文化協会 TEL 048-233-9351 FAX 048-299-2812

漢方で免疫力をつける

ウイルス対策からウエルエイジングまで

仙頭正四郎 著

978-4-540-20145-5

●1760円

新型コロナウイルスとの付合いは長期戦となる。そこで漢方の視点で、ウイルス感染を防ぎ、感染しても発症しない、発症しても重症化しない、死なない免疫力を入手する方法を提案。自然の流れに沿って生命力をアップ。

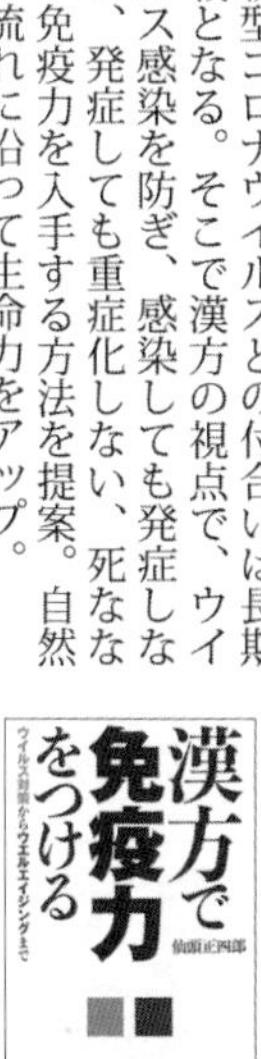

家庭でできる漢方①冷え症

仙頭正四郎・土方康世 著

978-4-540-06186-8

●1257円

チェックシートで症状から自分の原因とそのタイプを診断し、漢方での治し方、簡単な気功やツボ療法、食事や入浴など日常生活での改善法まで、タイプ別の対処法を紹介。万病のもと「冷え」を自分で治す道筋がわかる本。

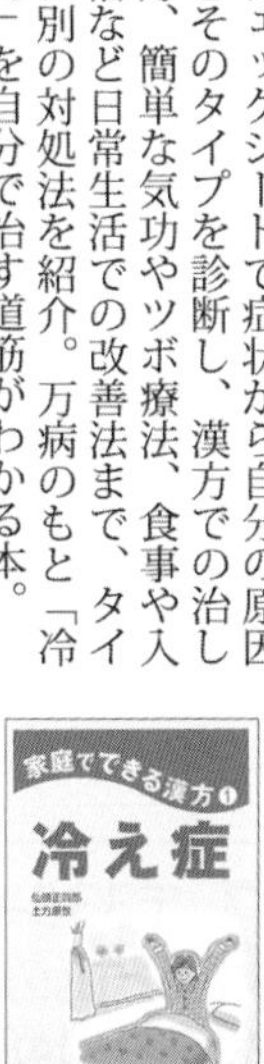

家庭でできる漢方②子どものアトピー

仙頭正四郎 著

978-4-540-06187-5

●1257円

薬で押さえ込むからますますこじれる！皮膚の症状や体の状態からチェックシートでわが子の原因とタイプを診断。漢方と衣食住の改善で体の中の乱れを整え、体の治す力を引き出し、アトピーを内側から治す道を指南。

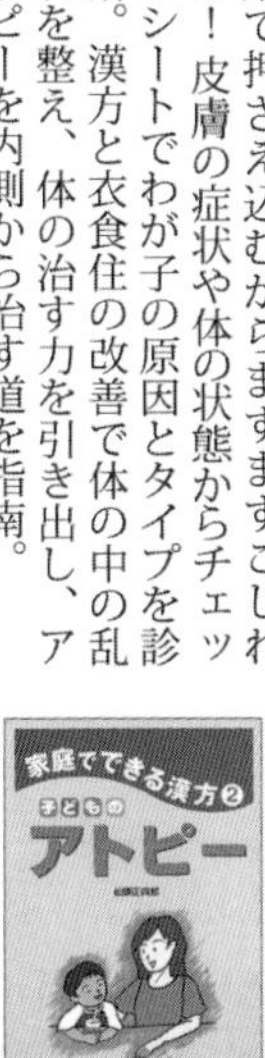

家庭でできる漢方③花粉症

仙頭正四郎 編著、蔡暁明・羽根善弘・高津尚子 著

978-4-540-07209-4

●1415円

くしゃみと鼻水では対策が異なることも！チェックシートであなたの花粉症タイプと生活上の原因を診断し、漢方薬、毎日の食事や過ごし方、ツボ、気功、アロマセラピーなど、タイプ別ご予防&治療法を解説。

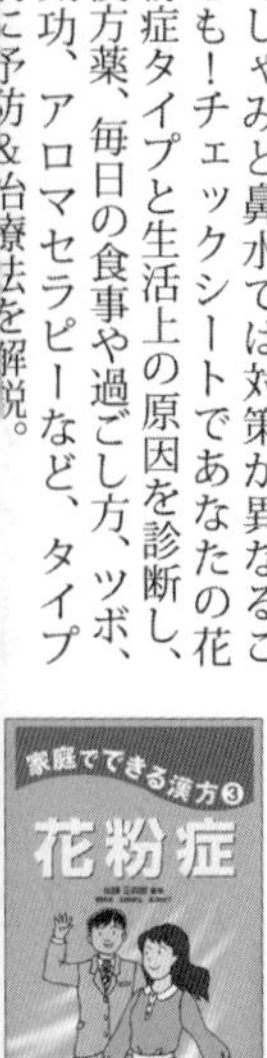

④不眠症

原因・タイプ別 眠れるからだに体質改善！

仙頭正四郎 編著、瀬尾港二・羽根善弘・山本淑子 著

978-4-540-06189-9 ●1257円

チェックシートで不眠のタイプと原因を診断。睡眠薬頼みではなく、体の「陰陽」バランスを改善して不眠から抜け出す道筋をタイプごとに示す。漢方薬をはじめ、予防・改善に役立つツボ療法、気功、アロマセラピーも。

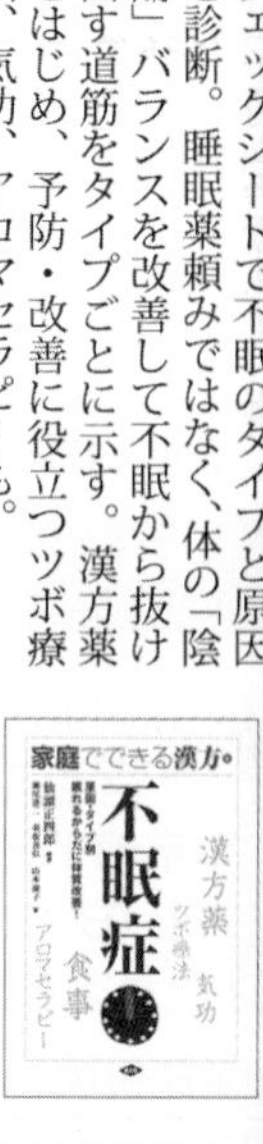

子どもを守る自然な手当て

だれでもできるおうちケアの技

山口温子・望月索 企画・編集

978-4-540-13203-2 ●1320円

日常にあふれる重金属や化学物質。農薬や添加物、経皮毒にシックハウス、放射能に電磁波。蓄積せずに排出する力を育てる。気持ちよい動きとスキンシップ、よりよい食べ方に診断法など、知っておきたい知恵満載。

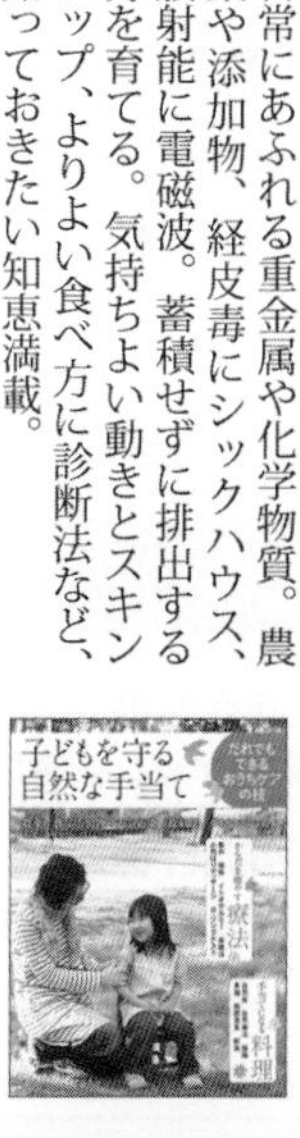

漢方なからだ

病気と健康のしくみが見えてくる

宮原桂・小菅孝明 著

978-4-540-05282-8 ●1415円

「からだには風が吹き、水が流れる」といった漢方独特の考え方を、からだの具体的な見方を例にやさしく解説。漢方でからだを診ると自分にあった養生法が見えてくる。いま、あなたのからだは漢方を求めている。

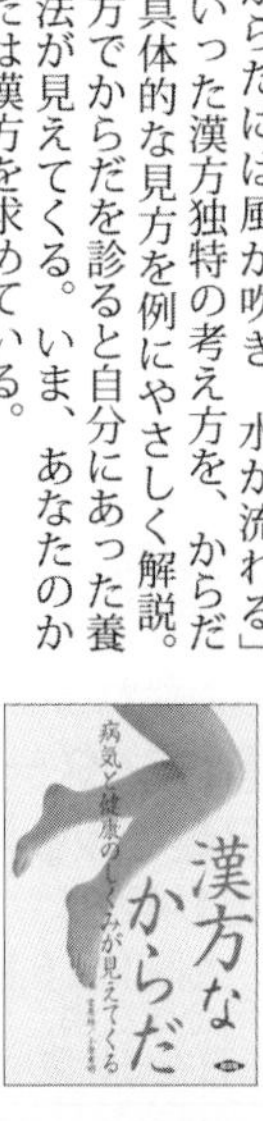

はたらく女性のためのボディワーク

腰痛・肩こり・疲労 からだの声を聞く

原田奈名子 著

978-4-540-18118-4 ●1760円

1日の生活や仕事の流れに沿って簡単にできるからだのお手入れ術と、からだの言い分に耳を傾けて不快な症状を緩和するお手入れの原理を解説。時間をかけて行なうお手入れやからだを守る生活術も伝授するミニ百科。

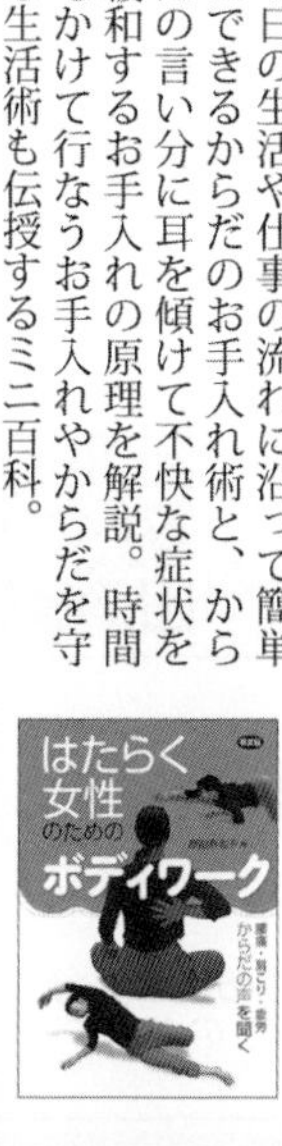

雑誌

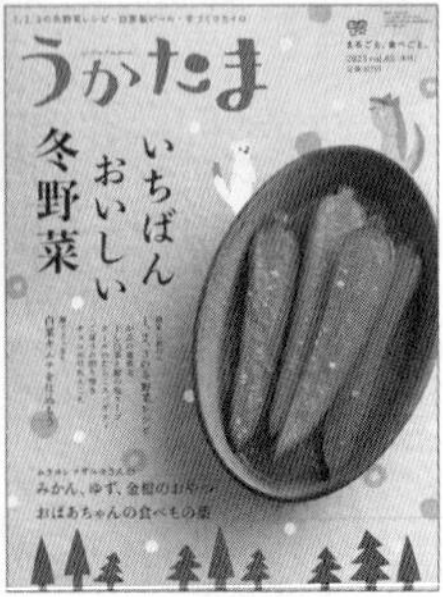

季刊 うかたま

ukatama

コンセプトは「まるごと、食べごと。」
「食べごと」とは、食のまわりにある暮らしのすべてを指す言葉。おいしく食べる知恵と技を引き継ぎ、暮らしを豊かにする季刊雑誌です。

A4 変型判 130 頁
定価 817 円（税込）送料 120 円

≪うかたま　バックナンバー≫

2023 冬	vol.69	いちばんおいしい冬野菜 /みかん、ゆず、金柑のおやつ
2022 秋	vol.68	エンジョイ☆乾物ライフ /発酵ドリンクKOMBUCHA
2022 夏	vol.67	もっとおいしい夏野菜 /自家製発酵ドリンク
2022 春	vol.66	毎日食べたい やさしいおやつ /野原のよもぎレシピ
2022 冬	vol.65	冬野菜が食べたい。/毎日使える 米粉の料理とおやつ
2021 秋	vol.64	発酵ごはんエブリデー /身近なつるでカゴを編む
2021 春	vol.62	春のおやつ畑 /ミツバチと暮らそう
2021 冬	vol.61	冬ごもりのレシピ /ふるさとの正月料理

＊2021 夏 vol.63 は品切れです。在庫僅少のものもあります。お早目にお求めください。

ためしに読んでみませんか？

★見本誌 1 冊 進呈★
ハガキ、FAX でお申込み下さい。　※号数指定はできません

★農文協新刊案内
「編集室からとれたて便」
QR コード

◎当会出版物はお近くの書店でお求めになれます。

直営書店「農文協・農業書センター」もご利用下さい。

東京都千代田区神田神保町 3-1-6 日建ビル 2 階
TEL 03-6261-4760　FAX 03-6261-4761
地下鉄・神保町駅 A1 出口から徒歩 3 分、九段下駅 6 番出口から徒歩 4 分
（城南信用金庫右隣、「珈琲館」の上です）
平日 10:00 ～ 19:00　土曜 11:00 ～ 17:00　日祝日休業

期が短かったり、出血量が少なかったり、極端な場合、無月経になったりします。経血はサラサラとした感じで出血は2～3日と短く、月経の後半や月経後に痛みが強い月経痛になります。

睡眠・意識など脳の働きと関係の深い「血」が不足すると精神を鎮める働きが低下するので、不安、不眠、健忘といった精神症状が見られます。疲れているのに眠れなかったり、夢見が多かったりして、物忘れをよくするようになります。何となくイライラして落ち着きがなく、不安感を感じます。

▼血虚がなりやすい病気

《貧血症、末梢神経障害、髪や皮膚の異常、月経異常、目の疾患、循環器異常、精神活動の異常など》

血虚で起きやすい病気は、各種の貧血症のほか、身体の働きを養う作用の低下として、末梢神経障害（しびれ、麻痺）、筋肉痛、便秘症などがあげられます。

目の異常や、髪や皮膚の異常、月経に関する異常も起きやすくなります。色覚障害、視力障害、夜盲症、脱毛症、皮膚乾燥症、アトピー性皮膚炎、月経過少症、生理不順、生理痛、更年期障害など。

循環器の異常や知能、精神活動の異常が起きやすくなります。不整脈、めまい症、起立性低血圧症、不眠症、健忘症、認知症、不安神経症など。

▼血虚とほかのタイプとの関係

「血」の不足は「脾虚」や「腎陽虚」が原因となって起きることが多いため、このタイプの人にはAタイプ脾気虚やBタイプ腎陽虚の特徴も併せて見られることがよくあります。潤す働きが低下するDタイプ陰虚とも、共通点が多いものです。

「血」の流れが悪いGタイプ血瘀では、部分的に「血」が過剰になる反面、部分的には不足して「血虚」が見られることがあります。「血」は「気」の先導に従って体中を流れるので、「気」が滞るEタイプ気滞では「血」の流れも悪くなり、滞った先では不足して「血虚」になることもあります。

④Cタイプ血虚の養生術

少ない「血」を最終的に増やすようにするのが養生

術の目的ですが、その手段としては、減らさない、増やす、巡らせるなどいろいろな視点があります。

▼血虚の養生——守りの策

血虚の養生術、まず「血」を減らさないようにすることを守りの策とします。

(a) 減る理由を調べる

「血」を減らさないためには、減る原因を確かめて解消することも大切で、ケガなどによる一時的な急な出血を別にすると、通常の生活で「血」が失われる一番の原因は、月経血の多さです。経血量が多く、「血」を作る働きがこれに追いつかないと、徐々に「血虚」の状態になり、やがて経血量も少なくなります。子宮筋腫など月経過多の原因を調べて治療することが必要です。

膠原病や自己免疫疾患などの慢性炎症、腎臓病、悪性腫瘍などが潜んでいて、赤血球が通常以上に多く消費されて「血虚」になる場合もあります。

こうした問題がある場合は、生活の取組みだけでは解決できないので、まずは診察、検査を受け、原因の有無をきちんと確かめることから始めましょう。原因解決には、状態に応じた一番適切な方法を、西洋医学と東洋医学の両方から選択することが大切です。

(b) 行き過ぎたダイエットはダメ

無理なダイエットや意図的な減量も、タンパク質や鉄分など「血」の材料不足から「血虚」の原因になります。健康を意識しているつもりでかえって誤った粗食になっていることもままあります。「血」が減るのではなく、材料が減って作れないのが理由ですが、身体の働きは悪くない生活の中の原因ですから、行き過ぎたダイエットにならないように注意しましょう。

▼血虚の養生——攻めの策

「血」を増やすことが攻めの策となりますが、その手段は3つあります。

(a) 「血」を増やす食材を摂る

「血」を積極的に増やすには、まず「血」の材料を増やすことが必要です。かといって、高栄養のものをやみくもに押しつけると胃腸に負担をかけ、「血虚」を強めることにもなりかねません。「血」を増やす効率のよい食材を知っておいて、食事の中に少しずつ取り入れて、食事を楽しむのがお勧めです。例をあげると、野菜ではニンジン、ホウレンソウ、クワイ。魚介類ではイカ、カツオ、カツオ節、サバ、タコ、タチウオ、ナマコ、牡蠣、フナ、ブリ、ドジョウ、海草類ではヒジキ、肉類では牛肉、鶏肉、豚肉、豚足、羊肉、牛豚鶏のレバーのほか、クリ、クルミ、黒ゴマ、ブドウ、モモ、プルーンなどの果実類などがありますが、これが良いからと言ってたくさん食べ過ぎると、かえって身体に悪さをします。どんなに良いものでも、過剰になれば弊害を生むことも意識しておきましょう。

(b) 睡眠で胃腸の力を強める

材料豊富な食材を口に運んでも、消化吸収されなければ役に立ちません。さらに、材料が吸収されても、それを使って「血」を作る働きが悪いと結局「血虚」になります。「血」は「脾」や「腎」の働きが主体となって作られますから、「脾」や「腎」の働きを助けるようAタイプ脾気虚やBタイプ腎陽虚の養生術がそのまま血虚タイプの養生として役立ちます。過食や冷飲食で胃腸に負担をかけないようにして、日中は運動を心がけて胃腸を主役にすることで胃腸の力を強めるようにする生活が大切です。

身体が「血」を作る力を発揮するのは夜間、睡眠中です。夜早くから身体を休めて、睡眠時間を長くすることが、血虚の養生攻めの策としてとても大切です。「血」を作る働きに関わる「腎」の力を強めるうえでも睡眠が役立ちます。

(c) 明るい気分で身体を使う

せっかく増やした「血」も、ただ蓄え込んでいるだけでは役に立ちません。身体の中を巡らせてはじめて役立ちます。少ない「血」でもそれがよく巡れば、「血」が増えたと同じ状態を身体に提供することができます。「血虚」対策には、「血」の巡りに目を向けることも大切です。昼間によく身体を使うことが必要ですし、気分を明るく軽くすることも役立ちます。Gタイプ血瘀の養生術を取り入れましょう。

▼血虚に適した食べ物・食べ方

(a) 適した食べ物

「血」の材料となるものを提供できるものが適しています。

(例) 牛肉、鶏肉、豚肉、レバー、ニンジン、レンコン、ゴマ、ブリ、カツオ、ウナギ、イカ、ノリ、ヒジキ、ブドウ、プルーン

(b) 適さない食べ物

「気」や「血」を巡らせる作用が強いものは少ない「血」を揺り動かして騒がせるので、適していません。

(例) セロリ、セリ、コショウ、シナモン、クラゲ、ミョウガ、ベニバナ油、ナタネ油

《食べ方の注意点》「血」を増やす作用のある食材は、胃の負担になることもあるので、少量ずつ日頃の食事に取り入れるようにするのがお勧めです。

⑤血虚に適した漢方薬

「血」の材料を提供する成分で構成された四物湯《しもつとう》やその一部を含む漢方薬がCタイプ血虚に適した漢方薬です。さらに、「血」を作る作用を強める成分や動かす成分が加わったり、血虚によって起きている症状に応じてその解決手段が組み込まれた漢方薬などから選択したりします。

四物湯、十全大補湯《じゅうぜんだいほとう》、人参養栄湯《にんじんようえいとう》、温清飲《うんせいいん》、加味《かみ》逍遙散合四物湯《しょうようさんごうしもつとう》、芎帰調血飲《きゅうきちょうけついん》、芎帰調血飲第一加減《きゅうきちょうけついんだいいちかげん》、杞菊地黄丸《こぎくじおうがん》、柴胡清肝湯《さいこせいかんとう》、七物降下湯《しちもつこうかとう》、疎経活血湯《そけいかっけつとう》、当帰飲子《とうきいんし》、当帰芍薬散《とうきしゃくやくさん》など多くの漢方薬が該当します。

▼当帰芍薬散

貧血や冷えを解消する薬としてよく知られている漢方薬ですが、「血」を増やす作用は全体の6分の1だけで、水や血液を動かす作用が多い構成です。血液が隅々にまで巡ることで、必要とするところによく届き、それぞれの場所で貧血状態や冷えの様子が改善して、温まったり元気になったりする実感が得られるのです。

▼十全大補湯

養血の材料を提供する成分（四物湯：地黄《じおう》、芍薬《しゃくやく》、当帰《とうき》、川芎《せんきゅう》）と脾気を盛り立てて「血」を作る働きを高める成分（四君子湯《しくんしとう》：人参《にんじん》、白朮《びゃくじゅつ》、茯苓《ぶくりょう》、甘草《かんぞう》）か

らできていて、さらに桂皮《けいひ》で腎気を、黄耆《おうぎ》で脾気、肝気、肺気を盛り立てています。「血」を作る機能を援助し、「血」の運搬のしくみも助けて、作られた「血」が効率よく全身に届けられることに貢献する構成です。血虚の症候に加えて、冷える傾向、食欲のない胃腸の弱い傾向、カゼを引きやすいなど肺気の弱い傾向のある人に適しています。皮膚を作る働きを高める成分や、「血」を表層まで引き出す成分を含むので、皮膚を改善させる条件が揃っていると言えます。

このほか、処方構成に「血」を増やしたり作らせたりする作用を持つ成分が含まれる漢方薬はすべて、血虚に適合した漢方薬と考えることができますので、漢方薬一覧表（153頁）の血虚の欄に◎や○が付いている漢方薬のほか、脾気虚の欄に印が付いたものも適していることがわかります。

さらに、原因や結果に対する作用の適合性の判断には専門的知識が必要になりますが、自分の体質判別チャートで見られる血虚以外のピークと一致する項目に印が付いているかどうかを見ることで、大雑把な適合性は判断ができます。

(2) Gタイプ血瘀

①「血」はどうやって全身を巡る？

「血」には、それ自身に流れる力があるわけではありません。採血した血液が、ウナギのようにニョロニョロと容器を抜け出して逃げていった……なんて話は聞いたことがありません。「血」は水と同じように、ただ下へと集まる性質があるだけです。この重い物体「血」が、身体の隅々や高い頭のてっぺんにまでしっかり流れるのは、「気」が先導して運び届けてくれるからです。この「気」の先導は、次のようなしくみで「血」を動かしています。

「肺」で赤くなった「血」は一度「心」に押し戻されます。その後、「心」の力で全身に押し出されて、「肝」の働きで勢いよく全身に広がろうとします。この広がろうとする力を「脾」の働きで血管の中に収まるように制御することで、血管の中を一方向に向かう力強い流れが作られます。流れの末端では、目的の場所に必要とするだけの「血」が届くように「肝」の働きで配分が調整されます。

　こうした流れのしくみに、身体の「熱」が動きの土台の力を提供しています。

②「血」と「脾・肝」の話

　「気」の軸上の過不足の話の中で「脾」や「肝」の話が登場しましたが（50頁、56頁）、この2つは「血」とも深い関係にあります。

　「血」を先導する「気」の動きを直接制御しているのは「肝」と考えています。東洋医学では「肝《かん》は血《けつ》を蔵《ぞう》する」という表現があります。活動しているときや寝ているときなど、そのときどきの身体の状態に応じて、「肝」が「血」を蔵から出して、必要なところに必要なだけ配分するという考えです。「血」を先導する「気」の動きや「血」の配分を調節することで、「肝」は「血」の流れを制御する重要な役目を果たしています。イライラやストレスで「肝」に異常が起きると「血瘀」につながりやすくなります。血瘀のタイプでは、唇や舌の色が紫色になるのが特徴のひとつですが、「紫」は「血」の「赤」と、五行説でいう「肝」の色の「青」が合わさって作られます。「血瘀」と「肝」の関係が深いことの現われと言えます。

　「脾」は「血」を作ることにも関わっていましたが、「血」の動きにも重要な関わりを持っています。

　「脾」で作られた未完成の「血」を「肺」まで持ち上げる最初の動きを「脾」が提供します。重いものを持ち上げるこの作用を「昇提《しょうてい》」と表現して、静脈血が心臓に戻る際の大きな役目を果たしています。このおかげで「血」は重力に逆らって全身を巡ることができます。「肺」で完成した「血」を心臓から全身に広げようとする力に対して、血液が漏れないように血管内にとどめると同時に、その働きかけで一方向に流れる強い力を提供する作用を「統血《とうけつ》」と表現します。「統血」は、血管の壁を良い状態に保つ作用につながり、むくみを起こさないことにも貢献しています。こうした「脾」のいくつかの作用で血液循環が順調に保たれています。

③Gタイプ血瘀《けつお》の特徴

「血」の動きが悪くて滞りやすい状態です。背景に「気滞」や「気虚」があり、それが原因で「血瘀」になっていることも多いです。血の動きの悪い状態を「血瘀」と言い、血の動きが滞って動きを失った血液を「瘀血」と呼んでいます。

▼血瘀の外見の特徴――ゴツゴツした筋肉質

「血」の流れの悪さを反映して、筋肉質でゴツゴツした感じをうける体型が多いです。顔色は暗紅色で、紫色の目立つ唇や歯茎の色をしていることもあります。くすんだ色のがさがさした皮膚で、シミやそばかす、色素沈着、静脈瘤、小血管の拡張などが見られます。

▼血瘀の舌と脈

――くすんだ赤い舌、ぎくしゃく流れる脈

舌の色はくすんだ感じの赤を示す暗紅色や全体に紫の印象を受ける色です。部分的に紫に見えることもあり、「瘀斑《おはん》」と言います。

脈はぎくしゃく流れている感じを受ける「渋《じゅう》」と表現される脈です。広がりが悪いので細く感じることもあります。

▼血瘀の自覚症状の特徴――刺されるような痛み

場所が固定された深い場所での刺されるような痛みや夜間に強い痛みは、「血」の流れの悪いときの痛みの特徴とされています。しびれ感や冷え感も見られます。

いろいろな場所で感じる「こり」、便秘（いろいろ原因がある中の1タイプ）、月経開始時の月経痛、暗黒色の月経血、経血の塊、のどが渇くけれども潤すだけで満足であまり飲みたくないといった症状も「血瘀」の特徴です。

▼血瘀がなりやすい病気

《月経不順、脳血管障害、血管の疾患、神経痛、便秘など》

「血」の流れの悪さが原因で起きる病気として、月経不順、不妊症、各種の脳血管障害（脳出血、脳梗塞、脳動脈瘤）、心筋梗塞、狭心症、神経痛、動脈瘤、静脈瘤、便秘症、痔核《じかく》（いぼ痔）などがあります。これらの病気は「血」と関係の深い「肝」や「心」の働きの異常として見られます。

「血」の流れの悪さが塊を作るようになると、子宮筋腫、子宮内膜症、卵巣嚢腫、甲状腺腫、肝血管腫、肝硬変、各種のガンなどの病気になりやすくなります。

▼血瘀とほかのタイプとの関係

「血瘀」は、「血」の動きを先導する「気」の異常が原因で「血瘀」になることが多いので、「気」が滞る「気滞」や「気」の力が弱まる「気虚」のタイプと互いに関連します。Bタイプ腎陽虚の冷えや、Fタイプ湿熱、Hタイプ湿痰で見られる流れの邪魔物が原因になって「血」の動きを悪くさせることがあります。Dタイプ陰虚のように「津液」が少なくなると、血液を煮詰めるような感じで「血瘀」になります。「血」の流れが悪くなったところよりも先の部分では「血」が不足するので、「血瘀」のタイプにはCタイプ血虚の特徴もよく見られます。

このように、原因結果の関係はともかく、どのタイプの体質にも、程度の差はあれGタイプ血瘀の特徴が見られる可能性があると言えます。

④Gタイプ血瘀の養生術

▼血瘀の養生――守りの策

「血」を滞らせないことが守りの策となりますが、その手段として3つの視点に注目します。

(a) 余計な心配をしない

「血」の流れを悪くさせる第1の要因は、「気」の滞りです。「血瘀」と「気滞」はとても結び付きやすいのです。クヨクヨ、イライラ、余計な心配、考えすぎは気を滞らせるので、こういったことを避けることが大切です。Eタイプ気滞の養生術がそのまま血瘀対策に役立ちます。

(b) 身体を冷やさない

「血」の流れを悪くする第2の要因は、冷やすことです。外からであれ内側からであれ、冷やすことは血瘀にとってとても損なことです。動きのあるものはみな、冷やされると動きが悪くなります。冷たい飲食を少なくして、薄着は身体が温かいときだけにします。Bタイプ腎陽虚の養生術を参考にしましょう。

(c) 水を飲み過ぎない

身体が余分な蓄えもので充満していると「血」の流れの邪魔をします。食べ過ぎによる皮下脂肪や内臓脂肪がすぐ思い浮かぶと思いますが、それ以上に、冷たくて「血」の動きを悪くさせるもの……と言えば「水」です。便秘解消に水をたくさん飲んだり、退屈しのぎにお茶を飲んだり、水が血液を押し流してくれるという誤解から意図的に水を飲んだりすることを注意しましょう。特に冷たい飲み方でたくさんの飲料を口にすることは避けましょう。のどが渇いたときだけの飲み方にしたいのですが、気をつけたいのは、「血」の巡りが悪いときには水の動きも悪くなって、水は余っていてものどの渇きを感じることがあるということです。こういうときは、のどは渇いてもあまり飲みたいとは思わないのが特徴です。血瘀の人は、のどの渇きを感じたときでも、一度にたくさん飲まず、少量ずつ飲むようにしましょう。

▼血瘀の養生――攻めの策

(a) 生活の中の運動を増やす

滞っている「血」を強制的に巡らせるのに役立つことといえば、なんといっても運動が一番。スポーツと名の付く特別なものでなくても、普段の生活で通勤、通学、買い物、家事、どんなことでも身体を使う意識を持てば、身体の動きにつれて「血」が巡ります。スポーツも生活も、動いてさえいれば、身体にとっては、どちらも違いはありません。少し早足で歩くとか、身軽のときには軽く走ってみるとか、ちょっとした工夫で運動量はぐっと増やせるものです。

(b) のびやかな気分で暮らす

「血」を巡らせるためには「気」を巡らせることが大切。「血瘀」の解決には、無理矢理にでも明るく朗らかに、のびやかな気分で生活する工夫がほしいものです。身体の動かし方は同じでも、明るい気分で動くのと、暗い気分で動くのとでは、「血」の流れはまったく違います。**1に運動、2に運動、3、4に明るく、5に運動**です。

▼血瘀に適した食べ物・食べ方

(a) 適した食べ物

「血」の巡りを良くする性質があるものが適しています。身体を温める作用を持つものも役立ちます。

(例) アブラナ、ベニバナ、ナス、ニラ、ミョウガ、レタス、セロリ、セリ、ニンニク、エンドウ豆、アジ、イワシ、サンマ、サバ、マグロ、クラゲ、タコ、ノリ、ヒジキ、モモ、スモモ、メロン、適量の酒（常温）

(b) 適さない食べ物

ビール、ジュースなど冷たい飲み物、生野菜のサラダなど身体を冷やす食べ物が適しません。

《食べ方の注意点》冷飲食を避ける。水分・飲み物は、のどが渇いたときに少量ずつとるようにします。

⑤血瘀に適した漢方薬

「血」の巡りを良くする作用を持つ活血薬と呼ばれる成分を含むものが血瘀タイプに適した漢方薬です。

巡りを悪くさせるいろいろな理由に応じて、それを解決する作用を持った成分を含むものを選択します。

桂枝茯苓丸《けいしぶくりょうがん》、桂枝茯苓丸加薏苡仁《けいしぶくりょうがんかよくいにん》、疎経活血湯《そけいかっけつとう》、芎帰調血飲《きゅうきちょうけついん》、芎帰調血飲第一加減《きゅうきちょうけついんだいいちかげん》、折衝飲《せっしょういん》、続命《ぞくめい》湯《とう》、治打撲一方《ぢだぼくいっぽう》、通導散《つうどうさん》、桃核承気湯《とうかくじょうきとう》、独活葛根湯《どっかつかっこんとう》などがよく使われます。

▼桂枝茯苓丸

血液を巡らせる薬として良く知られている漢方薬です。直接「血」の巡りを良くする作用を持つ成分は、実はその構成を見ると、桃仁《とうにん》と牡丹皮《ぼたんぴ》の2種類で、それ以外は、水の量を調節したり巡らせたり、熱を増やして動かしやすくしたりして、血液だけでなく水や局所にこもっている熱を動かそうとする構成です。身体全体の血液を動かすというよりも、打撲や炎症で部分的に熱を帯びてむくんでいるような場所の血液を巡らせることに役立ちます。慢性の病気に使う場合は、気滞などで熱をこもらせた結果、血液の巡りが悪い状態に適していると言えます。

▼疎経活血湯

いろいろな痛みによく使われる漢方薬です。血液を巡らせる直接的な作用を持つのは当帰《とうき》、川芎《せんきゅう》、牛膝《ごしつ》、桃仁の4種類の成分で、それ以外の13種類の成分は、血液を滞らせる原因となっている余分な水や熱を解消して痛みをなくしたり、「気」を巡らせたり、不足がちな「血」を増やしたりする成分です。薬の目的は血を巡らせて痛みを解消することにありますが、その手段は、原因となっている過不足を解決することにあります。血瘀以外の自分の体質の傾きと照らし合わせると、適しているかどうかがよくわかると思います。

そのほか、漢方薬一覧表（153頁）の血瘀の欄に◎や○が付いている漢方薬であれば、Gタイプ血瘀の体質に適した要素を持っていることがわかります。

ただし血瘀の場合、原因や結果など血瘀以外の状態も治療上は大変重要で、状態に応じてさまざまな作用の組合わせを判断して漢方薬を決定します。自分の体質判別チャートのピークの様子と前述の一覧表で○が付いた項目とを照らし合わせることで、身体の状態と漢方薬との適合性を概ね判断できます。

［4］「津液」の視点から病を診る

1　Dタイプ陰虚の体質の症例

(1) 病気の様子——咳が止まらない

44歳の男性Dさんは、咳が止まらず、受診しました。毎年9月に咳が出ます。1カ月ほど続いて冬になると治まるそうです。レントゲンやいろいろな検査では異常がないそうです。今回はまだ7月ですが、1週前から始まっています。

咳は夜に多く、寝る前に出始めます。息が吸いにくく感じて息苦しくなります。パブロンを飲むと少し軽くなり、スイカの皮の成分が入ったのどの噴霧薬を使うと楽になります。熱はありません。

普段からのどは渇きやすいほうで、皮膚も乾燥気味、大便も硬い便になります。

過去の大きな病気はありませんが、健康診断での6㎜大の腎臓結石があると言われています。

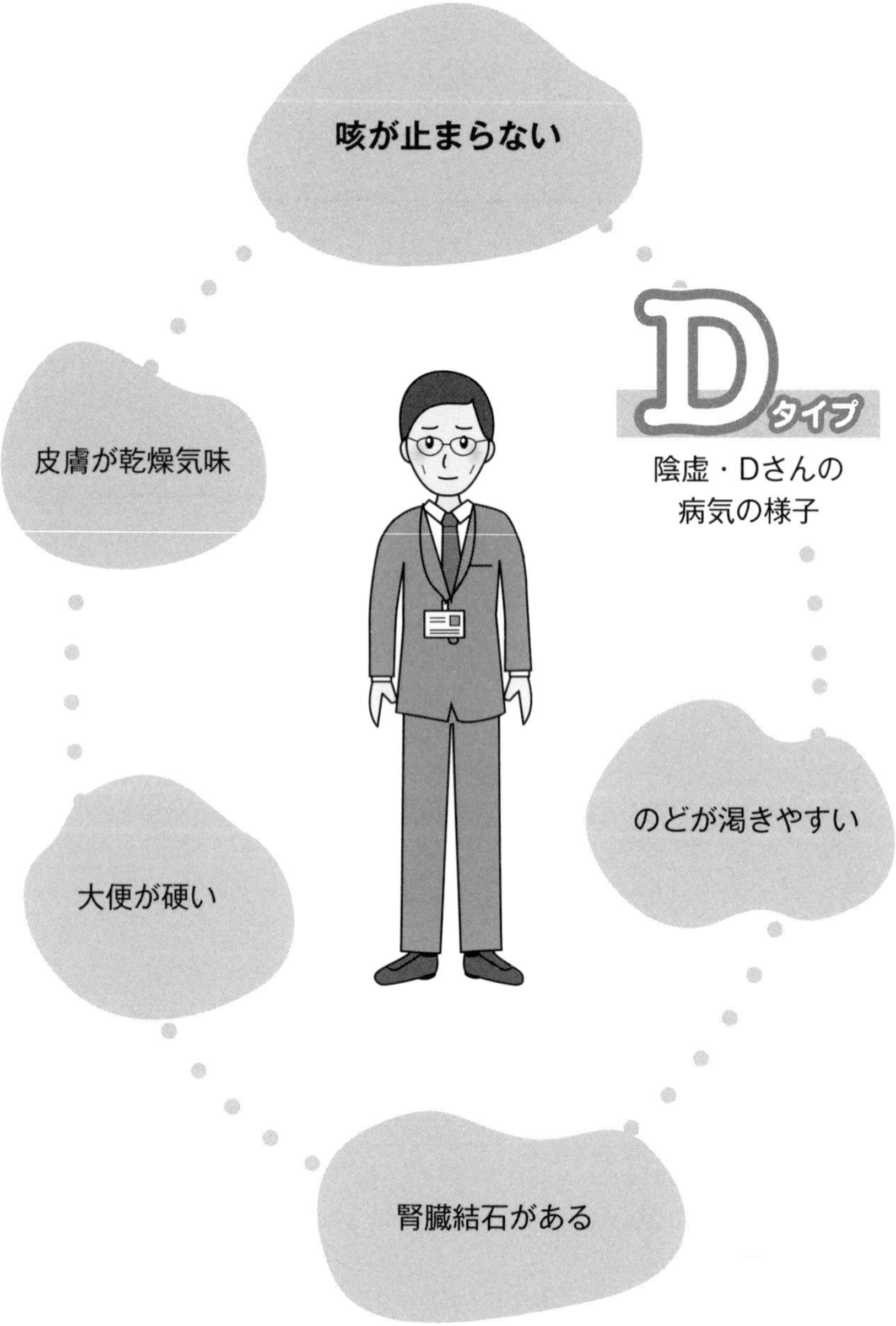
Dタイプ
陰虚・Dさんの
病気の様子
咳が止まらない
皮膚が乾燥気味
のどが渇きやすい
大便が硬い
腎臓結石がある

１８０㎝、65kgの体格で、やや痩せて見えます。BMIは20で標準内ですが、痩せのほうにやや寄った数字です。

生活では、紅茶を飲むことが多く、温かいものが好みです。運動しているほうだということです。睡眠時間は5時間半で短めです。

「読体術」の体質判別チェックリストでは、診察の中でえられた情報ばかりでしたが、以下の項目にチェックが入りました。

皮膚が乾燥しやすい　のどが渇くことが多い　大便が硬いことが多い

これをもとに読体術体質判別をしたチャート図が120頁です。

身体の水が少ない状態を意味する「陰虚」に大きなピークがあります。

Dさんをどう診断してなぜこの漢方薬を使ったかは、後で説明することにして、治療でどうなったかをお示しします。

(2) 治療と経過

コタロー麻杏甘石湯《まきょうかんせきとう》エキス細粒2g（1包）＋
ツムラ滋陰至宝湯《じいんしほうとう》エキス顆粒3g（1包）

を1日2回、朝夕食前に服用してもらいました。生活では長めの睡眠を心がけるようにお願いしました。

1カ月経過して受診されました。のどの違和感はまだ残りますが、夜の詰まったような感じはなくなりました。咳は、空気の流れが悪いときや、のどが何かで刺激されたときだけ出るようになり、出ても軽くてすみます。大便が柔らかくなって、出やすくなりました。のど、肺、腸など身体の内側の粘膜が潤った感じがします。同じ薬を続けてもらいました。

例年、咳が出始める9月になっても咳にならず、ときどきのどで喘息のような怪しい音がするだけで順調です。便通も引き続き良好です。1日2回の服用を夜だけの1回にして、冬になるまで続けてもらいました。

〈Dタイプ陰虚〉

チェックリスト①の数

脾気虚	腎陽虚	血虚	陰虚	気滞	湿熱	血瘀	湿痰
0	0	2	9	3	1	2	0

下のチャート図では作図の都合上、最大数を基準に比例計算して７本の補助線上に表示しています

読体術体質判別図

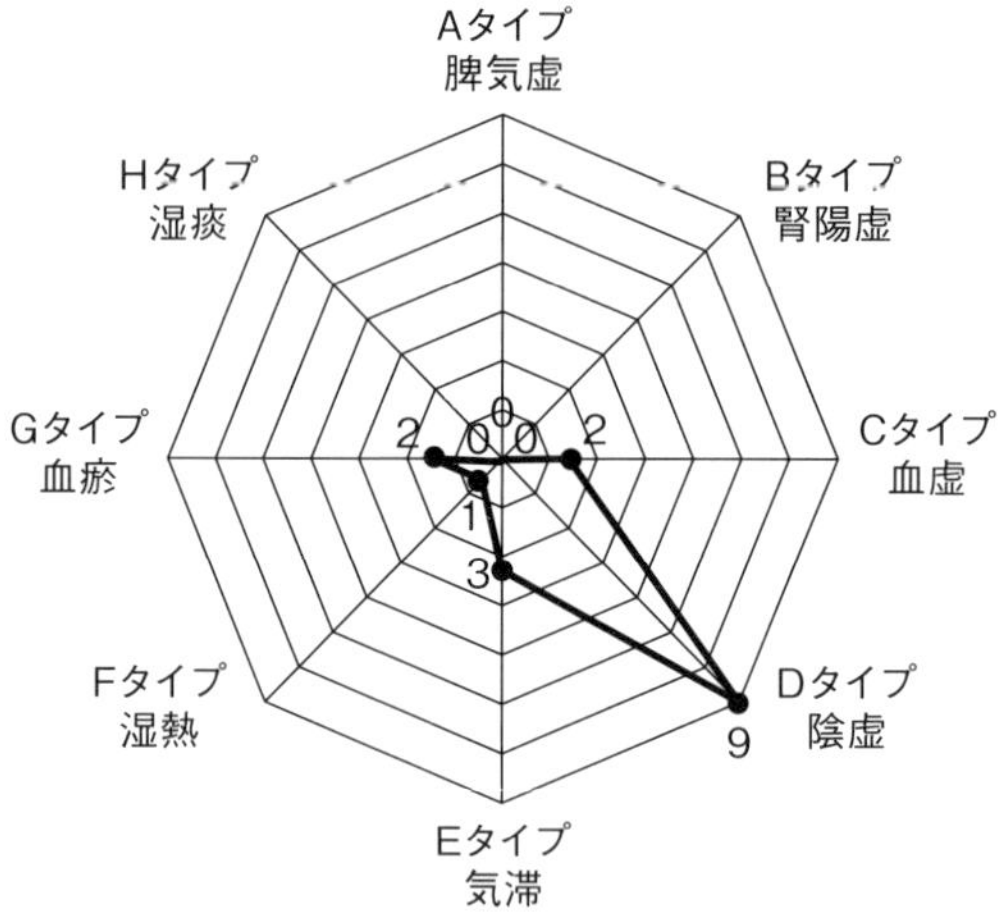

(3) 診断と治療の考え方

Dさんをどう診断し、なぜこの漢方薬を使ったかなど、診察中に考えたことをご紹介します。

①身体の様子

外見のやや痩せ気味の体格から、まずは「陰虚」の傾向を把握することができます。痩せ形はほかに、食欲や元気がなくなる「脾気虚」や、色白や髪の毛が薄くなる「血虚」の体質にも見られますが、Dさんにはそうした症状が見られないので、「陰虚」が一番印象づけられます。

そもそも、訴えの咳の様子にも、「陰虚」の特徴が多く見られます。まず第一に、咳が毎年秋に起きること。秋は「乾燥」の特徴が現われる季節です。身体の様子は、取り巻く環境の影響を受けて変化するので、「陰虚」傾向にある身体では、乾燥の季節になると身体にもその症状が現われます。季節変化に伴って、春は風、夏は熱（暑さ）と水、秋は乾燥、冬は寒さの影

響が、身体に現われやすくなります。

　1日の中でも、季節変化と同じような影響が身体に現われます。明るい時間帯は熱の影響、夕方から朝までの暗い時間帯は水の影響が出やすくなるので、Dさんの夜から寝る前に多く出る咳やのどの違和感は、水が少ないことによる症状と判断することができます。パブロンは強制的に咳を止めているだけとしても、スイカの皮の成分の噴霧薬で軽くなるのは、スイカの皮には水分を増やす作用があるので、それで呼吸器が潤うからと推測できます。Dさんは呼吸器のほか、皮膚や大便など身体の乾燥がいろいろ見られますが、実はこれらの皮膚や大腸は、東洋医学ではすべて呼吸器と同じ「肺」の状態が現われる場所と考えているので、すべて同じ「陰虚」から起きている症状と理解することができるのです。

　脈には「細《さい》・弦《げん》」の所見があり、「細」は陰虚を「弦」は気の巡りが滞っていることを示しています。

　舌の色は「淡紅《たんこう》」で標準なので、痩せ形でも脾気虚や血虚ではないことを意味しています。舌苔は舌根《ぜっこん》（舌の奥の部分）が少なくて黄色を帯びています。身体の中心部分から水が少なくて、渇くことで少し熱を帯びていることを示しています。

　こうした分析から、Dさんには身体を潤す津液が不足する「陰虚」の体質があり、呼吸器の乾きが身体の気の巡りを悪くさせて、秋や夜など乾燥条件が強いときに、肺で巡りが悪くなって咳や息苦しさの症状になっていることがわかります。睡眠時間が短いことで、身体の潤いを増やす機会が失われていることも「陰虚」の症状が毎年出る一因になっています。

②治療の考え方

　東洋医学で考える「肺」の領域に潤いを増やして、呼吸を始めとした身体の巡りを改善させるようにします。舌に黄色い苔が見られたことから、こもっている熱を解決する作用を持つ石膏《せっこう》、知母《ちも》、薄荷《はっか》といった成分を含む漢方薬を選択するようにします。

　滋陰至宝湯《じいんしほうとう》は麦門冬《ばくもんどう》や地骨皮《じこっぴ》など肺を潤す成分のほか、血液を増やしたり巡らせたりする成分もあって潤いを助けます。柴胡《さいこ》、香附子《こうぶし》、陳皮《ちんぴ》は気の巡りを改善させて咳を鎮めるのに役立ちます。ほかに、滞った水や熱を解消する成分を含みます。

麻杏甘石湯《まきょうかんせきとう》は咳や喘息によく用いられる漢方薬で、肺の気の巡りを良くして咳を鎮めてくれます。中に含まれる石膏が肺にこもった熱を解消することで、咳や痰、のどの違和感が解決されます。

こうした働きかけで、迅速にかつ安定して咳が鎮まり、便通も良くなりました。Dさんの場合、咳が出なくなったので、その後受診しなくなりましたが、「陰虚」体質を原因とする毎年決まった時期に出る咳なので、咳が出るときだけの服薬でなく、潤いと巡りの改善に継続的に働きかけることで、咳の出ない身体の状態にするように取り組むのが、本来の漢方治療の姿だと考えています。そのことで、「陰虚」が原因でまだ出ていない病気も解決できるからです。この取組みを「未病の治療」と言って、漢方治療で大切にしている考え方のひとつです。

2　Hタイプ湿痰の体質の症例

(1) 病気の様子――アトピー性皮膚炎

22歳男性、Hさんが、アトピー性皮膚炎の相談で受診されました。アトピー性皮膚炎は東洋医学的に見てもさまざまな体質タイプに起きる病気ですが、Hさんの場合は、「湿痰」の体質が関係していると考えられたケースです。

3歳から6歳までの小さいときに喘息とアトピー性皮膚炎で治療を受けていたそうです。しばらく良くなっていて、高校3年頃に一度、全身に発疹が出ましたが、1カ月ほどで自然になくなったそうです。

最近、1カ月程前、6~7月から腕、足、陰部などいろいろなところに痒みや発赤《ほっせき》が出るようになり、皮膚科を受診してステロイドの塗り薬で一度治まってからは、市販の保湿薬でしのいでいます。

風呂上がりから発赤や痒みが強くなり、入眠中も痒くなります。日中は痒みは少ないそうです。

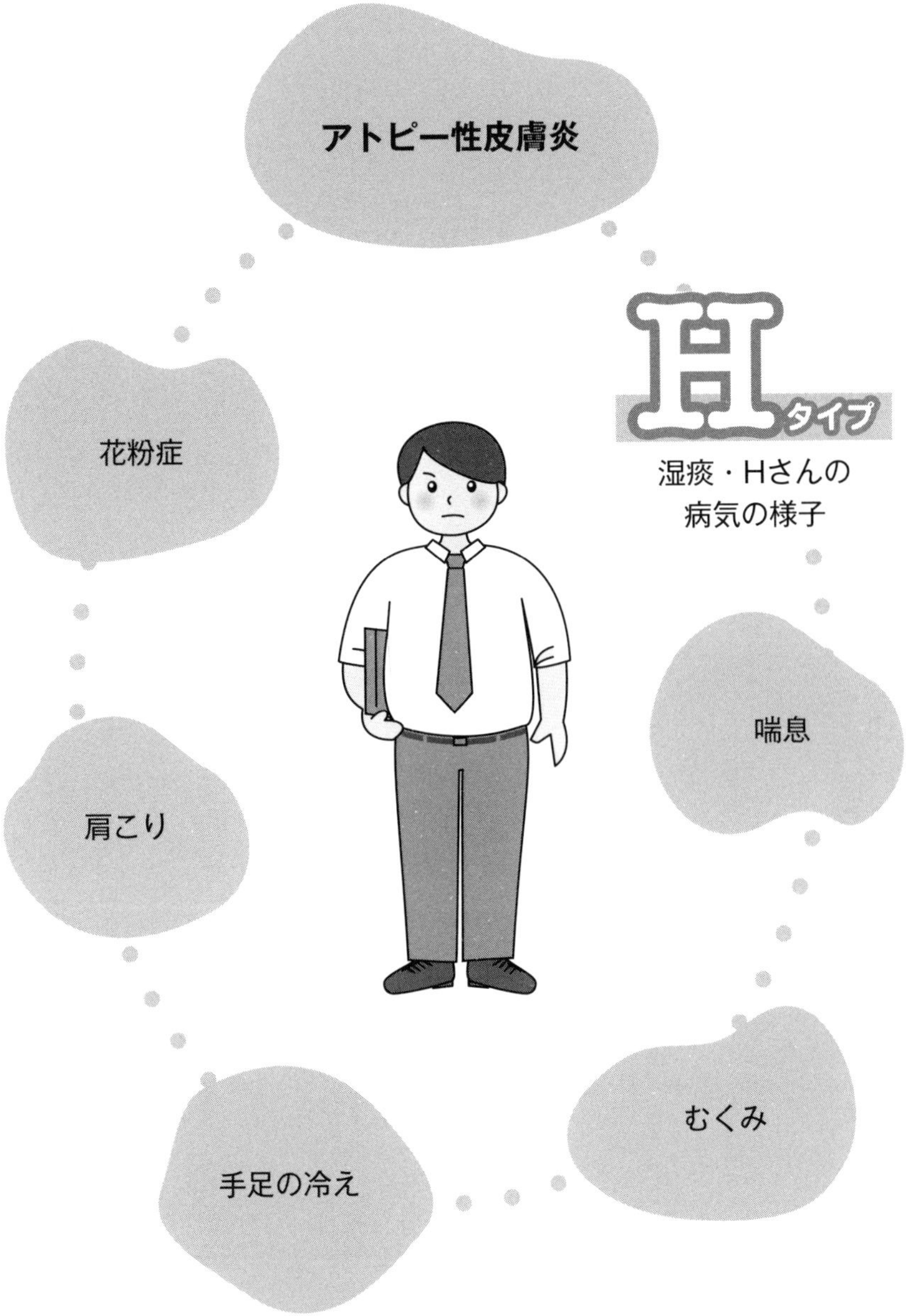
アトピー性皮膚炎
Hタイプ
湿痰・Hさんの
病気の様子
花粉症
喘息
肩こり
むくみ
手足の冷え

皮膚を見ると、左上腕外側に褐色の痕が見られますが、皮膚がただれたり赤く腫れたりするような、炎症を起こしているような状態ではありませんでした。ステロイドで炎症が鎮まった後に、痒みが残っている状態のようです。

皮膚が荒れ出した同じ時期に体調変化は特にありませんでしたが、生活でいろいろとストレスが重なったそうです。

通常から肩こりが多く、自分では気づかないようですが、母親に見た日のむくみを指摘されるそうです。

食欲は良好で、排便も硬さは普通を主体にいろいろですが、困ることはありません。しかし、生活習慣では、口渇の自覚よりも飲む機会が多く、緑茶や牛乳やヨーグルトなど冷たい飲み物が多く、食事も空腹感よりも時間ですることが多く、冷たいものが好みだそうです。体格も１７３㎝、76kg、ＢＭＩ26・４で肥満の状態ですから、たくさんの食べ物や飲み物が身体に持ち込まれている様子がわかります。性格は几帳面で、ストレスを強く感じるそうです。暑がりなのに手足は冷えるそうです。

話に出たアトピーや喘息のほか、花粉症もあり、アレルギーの症状が揃っています。

「読体術」の体質判別チェックリストでは、以下の項目にチェックが入りました。

> 動くと汗が多く出やすい　手足が冷える　むくみを感じることが多い　雨や湿度の高い日に体調が悪い　薄い水のような鼻水が出る　太っている　痒みが多い　皮膚が乾燥しやすい　睡眠中に汗が出る　夢をみることが多い　不安感が強い　爪がもろい　目が乾燥しやすい　肩がこりやすい

これをもとに読体術体質判別をしたチャート図です。

水が過剰で滞りがちなことを意味する「湿痰」に大きなピークが見られます。

Hさんの状態をどう診断してなぜこの漢方薬を使ったかについては後で説明するとして、まずは治療の様

〈Hタイプ湿痰〉

チェックリスト①の数

脾気虚	腎陽虚	血虚	陰虚	気滞	湿熱	血瘀	湿痰
5	9	11	10	5	8	4	16

下のチャート図では作図の都合上、最大数を基準に比例計算して7本の補助線上に表示しています

読体術体質判別図

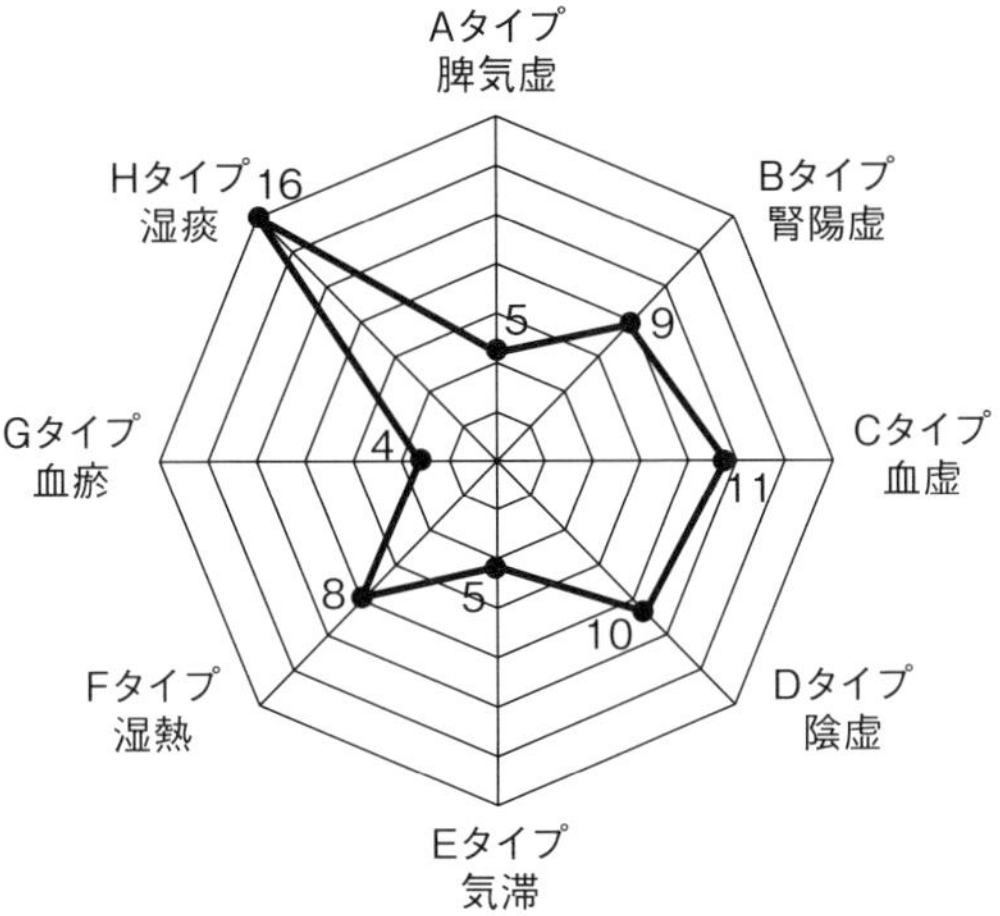

子をお示しします。

(2) 治療と経過

コタロー防已黄耆湯《ぼういおうぎとう》エキス細粒2・5g（1包）＋
コタロー十味敗毒湯《じゅうみはいどくとう》エキス細粒2g（1包）

を1日3回、毎食前に服用してもらいました。生活では、無駄な飲料や、食事の摂り方を控えめにしてもらうようにお願いしました。

2週後の診察では大きな変化はありませんでしたが、漢方薬が始まることで悪くなることはありませんでした。さらに、4週続けてもらったときの診察では、痒みはほとんど感じない状態となっていて、むくむこともなく体調にも気になることはない状態でした。急速に調子が良くなって安定しているので、服薬を1日2回に減らすことにしました。その後、1日2回の服薬でも痒みにならず、体調も良く、喘息もなしでした。アトピー性皮膚炎とはいっても、しばらく良好だった皮膚が急に悪化した一時的な炎症だったので、9月末の診察を最後にいったん終了としました。

(3) 診断と治療の考え方

Hさんの診断や漢方薬の選び方など、診察中に考えたことをご紹介します。

①身体の様子

症状のお話を伺う前から、診察室に入ってきた肥満の外見から、「湿痰」体質の第一印象を受けます。実際、体質判別チャートでも顕著に湿痰の傾向を示しています。皮膚も、痒みの訴えの割には赤味やただれが少なく、炎症で皮膚が騒いでいるのではなく、水の巡りが滞って痒みになっているようです。痒みの場所も腕や足の末端、陰部といった、流れの悪い水がたまりやすいところなのが特徴です。飲食が多いので、体質の湿痰をさらに強める生活環境もあります。

日中が少なく、入浴後や入眠後が多い痒みの特徴は、たくさんある水を動かしにくい条件になると痒くなることを示しています。入浴後は環境の湿度が高いこと、入眠時は水を動かす力が弱まることが痒みに関係するのでしょう。

Hさんの水の動きが悪くなる理由には、ひとつは冷たい物が好きで多く飲食するので、身体を冷やしてしまうことがあるでしょう。熱は水を動かす原動力ですから、冷飲食で熱源を圧迫すると動きが悪くなります。第2には、几帳面でストレスにさらされたことで、水を先導して動かす「気」の流れが滞ってしまったことが関係しているでしょう。6~7月の梅雨どきになって湿度が高く水が多い条件となり、それにストレスが重なって流れの悪さの条件を強めて、痒みの発症につながったと思われます。

チェックリストにあった前半の症状「動くと汗が多く出やすい　手足が冷える　むくみを感じることが多い　雨や湿度の高い日に体調が悪い　薄い水のような鼻水が出る　太っている」は皆、水が多く滞っているときの特徴です。後半には「皮膚が乾燥しやすい　睡眠中に汗が出る　夢をみることが多い　不安感が強い　爪がもろい　目が乾燥しやすい」など、場所による違いはありますが、乾燥を示す症状が並んでいます。これはDタイプ陰虚でも見られる症状ですが、Hさんの場合は、身体全体に水が少ないのではなくむしろ過剰で、「肩こり」にも見られるように、その動きが悪いために、体表や頭部などには水が届きにくく乾燥の症状になっているのだと思われます。

脈は「滑《かつ》・弦《げん》」で、水が多く充満していることを示す滑と、気が滞っていることを示す弦の脈です。舌の色は標準的な「淡紅」でしたが、少し「淡白」で白さを感じさせる傾向がありました。冷えて熱が少ないことを反映していると思われます。

このように、Hさんはもともとアレルギー体質はありましたが、年齢を重ねてしばらく良好だったのですが、生活習慣から身体に水の多さを作っていたところに、季節の影響で水の過剰さを強め、ストレスが重なることで気の巡りが悪くなり、冷飲食で熱源を圧迫していたことと重なって水の動きを悪くさせてしまい、水がたまりやすい四肢末端や陰部に痒みを作ったのです。炎症による騒ぎの痒みではないので、ステロイドではその痒みは解消できません。

②治療の考え方

分析の結果に基づいて、水の動きを良くすることで痒みをなくします。過剰な水を減らすことも考えなければなりませんが、利尿剤のように身体から追い出すことよりも、皮膚に停滞して痒みにつながっている状態を、良く巡らせることで解決します。

身体全体の水の巡りは防已黄耆湯《ぼういおうぎとう》で改善させます。皮膚に鬱滞《うったい》する水を、身体の巡りに戻して解消するには十味敗毒湯《じゅうみはいどくとう》を使います。防已黄耆湯に含まれる黄耆《おうぎ》や十味敗毒湯に含まれる柴胡《さいこ》が、気の巡りを良くしてくれます。防已《ぼうい》、白朮《びゃくじゅつ》、茯苓《ぶくりょう》などで水の量を減らす働きかけもしますが、量を減らすことは生活での取組みとします。熱源の不足も身体の事情というよりも冷飲食による生活習慣の結果が主体なので、水の量と合わせ、冷飲食の過剰を控えるように生活で工夫してもらいます。

こうした取組みで、痒みを押さえ込むような働きかけはほとんどせずに、数週のうちに痒みも体調も改善した事例です。水の過剰の症状は、過剰な水を減らしたり身体から追い出したりする働きかけをしがちですが、巡らせる応援をすることで、過剰な症状が消失することはよくあることです。身体自身も、そうやって、巡らせることで余分を解消しているのだと思います。

3 「津液」の話

身体の中にある水のような存在を「津液《しんえき》」と言います。「津液」は自然界にあるただの水ではなく、身体のいろいろな機能で複雑に調整されています。水分の吸収、合成から全身への運搬回収まで、身体の多大なエネルギーを使って処理をしています。生命力が作用しなければ、「津液」は身体の中のただの水となって、身体の役に立たず、重いので下に集まり、冷たくなります。

「津液」は、「気」「血」と共に身体の働きを支えている3大要素のひとつで、身体を潤したり、活動の後の興奮を鎮めたりします。3要素の中では目に見える存在ですが、血管の内外を自由に行き来するので形のはっきりしない存在で、時には体外にも出ていきます。髪に艶を与え、皮膚を潤し、目、耳、鼻、口、陰部などの粘膜を湿らせます。内臓にも潤いを与え、脳や骨に栄養を与え、関節の動きを滑らかにする働きもしています。気分や身体機能に対しても、潤いとして、穏やかな状態を提供します。

この「津液」が本格的に活躍するのは、1日の中では夕方から夜にかけてです。十分な睡眠をとることが「津液」の働きを充実させ、身体の興奮を鎮めることにつながります。

「水」と考えると一体のものに思えますが、身体の中での性質や役目の違いから、「津《しん》」と「液《えき》」の2つに分けています。「津」は「液」より淡泊で軽く、行動範囲が広く、体外にも出ていきます。汗や間質液と呼ばれる細胞や構造物を潤す役目をする液体に相当します。「液」は比較的濃厚で、限局した範囲にとどまり、栄養を提供したり構造物を形成したりします。リンパ液や血液の中の養分を含む血漿《けっしょう》、関節の袋の中にある関節液や眼球の中にある房水《ぼうすい》と呼ばれる液体、結合織《けつごうしき》、軟骨といった構造物そのものに相当します。「津」は「気」の媒体、「液」は「血」の媒体としての役目を持ち、それぞれ「天空の気」、「地の気」を含んで、「気」や「血」の機能を支えています。

単純に自然界と同じ「水」とは考えないほうがよいようです。

(1) Dタイプ陰虚

①「津液」はどうやって作られる?

「津液」が少ないのが陰虚の特徴です。「津液」はどうやって作られているのでしょうか。

胃腸(脾)によって取り込まれる飲食物の中の水分が主な材料になりますが、飲んだ水がそのまま「津液」になるわけではなく、体内で身体の役に立つように変えられます。身体が蓄えている「腎陰」と呼ばれる生命力の素になる成分が土台になって、取り込んだ水と結合させてできあがります。「腎陰」を「津液」の材料になるように活性化するには「腎」の熱が大切で、これを気化作用と言います。結合して完成させるには「脾」の働きが関わっています。身体が冷やされたり、胃腸の力が弱ったりすると、水を飲んでもそれを材料にして「津液」を作ることができなくなるのです。

②「腎陰」の話

「津液」のうち、全身を巡った後、もう一度全身に配るために「腎」に回収されて蓄えられているものを「腎陰」と言います。こうした予備の「津液」を再度身体中に巡らせるには、本来重い性質を持った水に熱を加えて水蒸気のように軽くする必要があります。この役目が「腎」の熱で、「腎陽」と言います。東洋医学でいう「腎」は、「熱」の軸で登場したように(78頁)「先天の本」と呼ばれ、身体のいろいろな機能の土台となっています。「腎陽」は生命の〝活動力〟を意味し、「腎陰」は〝生命力の貯金〟のようなものを意味します。

過剰な活動は生命力の貯金を枯渇させ、「腎陰」が不足するDタイプ陰虚の体質を作ります。「腎」に大きな負担をかけて生命力を脅かすような行為と言えば、寝不足や徹夜の連続、耐久レースのような極度の肉体労働、極限に近い恐怖や精神疲労、過度の性行為などがあり、こうした「腎陰」を消耗する行為は、特にDタイプ陰虚の人は避けなければなりません。

通常の生活での「腎陰」の消費は、たとえて言えば、財布の中身や普通預金の残金でまかなえる程度のものですが、過酷な活動による「腎陰」の消耗には、定期預金を崩したり財産処分をしたりするような形で、より生命に関わる「腎陰」を取り崩して対処することになります。老後の年金にまで手を着けて前借りすることにならないよう、過労の後には睡眠を十分とって「腎陰」を補充することが大切です。

③Dタイプ陰虚の特徴

「腎陰」が枯渇して、身体にとって必要な水の成分が不足している状態です。渇きや乾燥が目立ち、相対的に「熱」が強くなりますが、勢いの強い「熱」ではありません。

そわそわと落ち着かない感じの人が多く、よく動いて割合元気ですが、持久力がありません。

夜型の生活、寝不足、過労気味の人に多いです。「気」が滞って「熱」をこもらせると「津液」を消耗するので、「気滞」になりやすい環境に置かれた人にも「陰虚」になる人が多いです。

▼陰虚の外見の特徴――痩せた体つき

痩せた体つきで、皮膚、髪が乾燥しがちです。目や鼻にも乾燥があり、唇も割れやすく、身体全体に乾燥が目立ちます。くすんだ赤味を帯びた顔色で、特に頬骨のあたりに赤味が強いことがあります。全体に浅黒い感じと言ってもいいかもしれません。

▼陰虚の舌と脈

――くすんだ赤い舌、力なく早めの脈

皮膚同様、舌の色もくすんだ赤で、厚みがなく、部分的に裂け目のような溝が見られることもあります。舌の表面を覆う舌苔がなく、つるんとした感じがします。舌苔があっても薄くて乾燥しています。

手首に指を当てて脈をとると力がなく、水が不足している感じが脈から伝わってきます。相対的な熱のために脈は多少早めです。

▼陰虚の自覚症状の特徴――熱っぽい

夕方から夜にかけて何となく熱っぽい感じを持ちますが、実際の体温は高くありません。疲れたときや夜寝るときに熱感があり、特に手のひらや足の裏を熱く感じます。寝汗やかすれた声や空咳《からせき》があります。

活動した後の興奮を「津液」で鎮められないために、動悸や不眠、夢を見ることが多く熟睡できない、物忘れが激しい、落ち着かない、煩燥感、めまい、耳鳴りといった身体の働きが騒いでいるような症状がよく見られます。腰の痛みや足のだるさなど下半身に症状が出やすいのも陰虚の特徴です。

▼陰虚がなりやすい病気

《不眠症、耳なり、白内障、口内炎、慢性気管支炎、胃潰瘍、アトピー性皮膚炎、生理不順、男性不妊、高血圧症、腰痛など》

「津液」の不足は乾燥を作り、乾燥の現われる場所によっていろいろな病気が見られます。

乾燥が脳に現われると不眠症、健忘症、自律神経失調症、神経症、耳に現われるとめまい、耳鳴り、目に現われると白内障、ドライ・アイ、老眼、眼精疲労、咽喉に現われると口内炎、扁桃炎、喉頭炎、肺に現われると慢性気管支炎、間質性肺炎、肺結核、胃や腸に現われると胃潰瘍、十二指腸潰瘍、便秘症、「血」が乾燥して皮膚に現われるとアトピー性皮膚炎、皮膚掻痒症、尋常性乾癬、円形脱毛症、生殖機能に影響すると生理不順、過少月経、精子減少症などの男性不妊、全身に影響を与えると糖尿病などになります。

機能を鎮める働きが落ちると、甲状腺機能亢進症（バセドウ氏病）、高血圧症、不整脈、更年期障害などになります。

また「腎」の働きと関係する、腰痛症、骨粗鬆症《こつそしょう》なども起きやすくなります。

▼陰虚とほかのタイプとの関係

「津液」は「血」の一部です。「血」が不足するCタイプ血虚と多くの共通した特徴を持っていますが、Dタイプ陰虚では、Cタイプ血虚に比べて乾燥や熱の要素が目立ちます。

Bタイプ腎陽虚とは、不足するものが「津液」と

「熱」という点では正反対ですが、共に「腎」の働きが低下する点で多くの共通点が見られます。

Ｅタイプ気滞で熱がこもり「津液」を消耗させるとこのタイプになります。Ｅタイプと共通する熱の特徴がありますが、熱の性質に違いがあります。Ｅタイプ気滞では勢いのある熱が集中しています。Ｄタイプ陰虚では、乾燥して浮き上がる熱なのでそれほど勢いはありません。

「陰虚」が原因で「津液」や「血」の動きが悪くなってＦタイプ湿熱やＧタイプ血瘀になったり、反対に「湿熱」や「血瘀」が原因で「津液」や「血」の動きが悪くなって「陰虚」になったり、このタイプとＦタイプやＧタイプとは互いに影響し合うことが多いです。

④Ｄタイプ陰虚の養生術

乾燥しているからと言って単に飲み水を補給してもダメです。身体に必要な「津液」として増やさなければならないからです。「津液」の不足を解決する養生術は、「津液」の消費と補給のバランスをチェックして、その貯金を増やすことが目標になります。

▼陰虚の養生――守りの策

ⓐ過労・夜更かし・徹夜を避ける

「津液」や「腎陰」を不足させないためには、まず身体から必要以上に出ていく無駄な消費を避けることです。「腎陰」は活動によって消費されるので、過労や心身を酷使する活動は「腎陰」の消耗が激しくなります。「腎陰」を補充するしくみが働くのは夜間なので、寝不足や徹夜の活動は、消費は増える、補充のチャンスは奪われるのダブルパンチで「腎陰」を猛烈に消耗します。すると身体は生命の根源として貯金してある「腎陰」に手をつけてその場を何とかしのぎますが、それは命を削って活動していることになります。「腎陰」を守るために、過労、夜更かし、徹夜の作業を避けましょう。やむを得ず頑張ったときは、できるだけ早めに休養をとって借金を返しておかないと、後で大きなつけが回ってくることになります。

「腎」は生命に関わる機能なので、新しい命を作るための生殖機能にも「腎陰」が深く関わります。性行為は、「腎陰」を消費する活動のひとつです。もちろん養生術として性行為が一切いけない、と言っているのではありません。無駄な消費にならないように過剰を避けると共に、消耗した「腎陰」を睡眠で十分回復させることが、養生術の秘訣です。

(b) 強壮剤で元気は増えない

「熱」は「津液」を乾かして消費するので、通常以上に津液を消耗する原因となる不自然な熱や余分な熱を作らないことも守りの策として大切です。

余分な熱を作る一番の理由は、ストレスや心配事によって「気」が滞ること。これを避けるためにはEタイプ気滞の養生術がそのまま役に立ちます。

サウナのような受動的な発汗も不自然な熱と乾きを作ります。サウナは表面から高熱でしかける攻撃のようなものです。身体は、急激な環境変化から内側を守ることに懸命になり、「陰虚」にもかかわらず、非常事態として体表の熱を冷ますために貴重な「津液」を汗として放出します。熱と乾きと両面から「陰虚」の身体を攻撃します。

辛子、コショウ、ワサビなどの香辛料や身体の熱を増やす食べ物も、陰虚の人は控えめが無難です。

特に元気を付けるためのドリンク剤や朝鮮人参も、身体を無理に燃焼させて余分な熱を作ります。頑張り過ぎや睡眠不足で「陰虚」になっている人ほど、元気を付けようとして強壮剤を頻繁に摂る傾向がありますが、疲れると熱っぽく感じる「陰虚」の人にとって、これは逆効果。強壮剤で一時的には元気が出たように感じますが、決して元気の素を増やしてくれたわけではなく、「腎」が蓄えている貯金からいともたやすく「腎陰」を引き出しているに過ぎません。身体を強引に活動に導く「腎陰」の敵です。もし強壮剤を飲んででもどうしても今頑張らなければいけない状況なら、できるだけ早くそれを終わらせて、終わった暁には借金返済、思いっきりたくさん寝るようにして下さい。

▼陰虚の養生――攻めの策

(a) 夜を夜らしく過ごす

「津液」は単なる水ではないので、単純に水を飲んでも「津液」を増やすことはできません。Dタイプ陰虚の「津液」を積極的に増やす攻めの策には、十分な睡眠で「腎陰」を増やすことが不可欠です。とはいっても、一日中寝てばかりいても「腎陰」が増えるわけではありません。「陰」の性質を持つ夜間に睡眠をとることが「腎陰」を増やすのに一番効率が良いので、宵のうちから早く、長く寝ることが役立ちます。さらに、夜を夜らしく過ごすことが大切です。夜は「陰」の世界。夜は月明りやたき火の明るさくらいが自然界の明るさです。夕方から夜にかけて部屋の照明を暗くしてみましょう。そして太陽が沈んだ後は、運動や精神活動、視覚や聴覚などの刺激はできるだけ少なくして、穏やかにのんびりと過ごすのが夜らしい生活です。太陽が沈んだら暗めの照明でのんびりと過ごす生活が、「腎陰」を増やす環境を提供してくれます。

ⓑ 昼間に身体を動かす

1日中寝ていて陰が増えるわけではないもうひとつの理由は、「腎陰」を増やすには、昼間に身体をよく動かすことが必要だからです。活動は「腎陰」を消費すると説明してきましたから、意外に思われるかもしれませんが、「腎陰」を増やすための睡眠は、昼間の活動に裏打ちされたものでなくてはならないのです。言い替えると、「腎陰」を新しく作るには、昼間においに消費することが役立つのです。

「今日は疲れたなぁ」と思うくらいの活動を日中にして、夕方から宵にかけてのんびりと過ごし、眠くなったら早めに床に入ってたっぷり寝て「腎陰」を作る場所と時間を提供する。そして、朝気持ちよく起きられたら、「腎陰」が十分補充できた証拠と言うわけです。昼間よく動いて積極的に疲れ、疲れを感じたら休息を心がけて夜は早く、長く寝る。同じ睡眠時間なら、できるだけ早い時刻に就寝する。そんな積み重ねが、攻めの策としてお勧めです。

▼陰虚に適した食べ物・食べ方

ⓐ 適した食べ物

体内の水を増やす作用を持った食べ物が適しています。

（例）豚肉、鶏肉、鶏卵、もち米、小麦、松の実、ユリ根、ニンジン、ヤマイモ、キクラゲ、トマト、ホタ

テ貝、クラゲ、ウメ、モモ、ビワ、ナシ、バナナ、グレープフルーツ、キウイ、ハチミツ、牛乳

(b) 適さない食べ物

乾燥させる性質や熱を強める作用を持つものは陰虚を強めるので適していません。巡りを盛んにさせる作用を持つものも、乾燥した身体には巡りの空回りを作りやすいのでたくさん食べるのはお勧めできません。

(例) レタス、セロリ、ニンニク、ネギ、ショウガ、アスパラガス、アズキ、緑茶、リキュール系の酒

《食べ方の注意点》ドリンク剤などの強壮剤をむやみに飲んだり、香辛料を摂り過ぎないようにしましょう。

⑤陰虚に適した漢方薬

身体に潤いを提供する作用や、津液を消耗する余分な熱を冷ます作用を持った成分を含む漢方薬がDタイプ陰虚には適しています。

▼潤す場所の違い

潤いを増やしたり余分な熱を冷ましたりする作用にも、どの部位を対象としているかに違いがあり、その差を理解して使い分けます。

六味丸《ろくみがん》→下半身や身体深部から始まって全身

知柏地黄丸《ちばくじおうがん》や滋陰降火湯《じいんこうかとう》→身体深部と上方（滋陰降火湯は肺も）

杞菊地黄丸《こぎくじおうがん》（杞菊妙見丸《こぎくみょうけんがん》）→身体深部と目

温清飲《うんせいいん》→身体深部と共に皮膚

麻杏甘石湯《まきょうかんせきとう》→肺や皮膚

辛夷清肺湯《しんいせいはいとう》→肺や鼻、皮膚

当帰飲子《とうきいんし》→皮膚

麦門冬湯《ばくもんどうとう》→肺や胃

麻子仁丸《ましにんがん》→腸

を対象としています。

▼六味丸

3つの補うもの（山薬《さんやく》、熟地黄《じゅくじおう》、山茱萸《さんしゅゆ》）と3つの水や熱を追い出す「瀉《しゃ》」の薬（茯苓《ぶくりょう》、牡丹皮《ぼたんぴ》、沢《たく》瀉《しゃ》）からできていて「三補三瀉《さんほさんしゃ》」の方剤とも言われます。身体の深いところに潤いの材料を提供して、水を足したり引いたりすることでその潤いをうまく動かして、乾燥の症状を解決しようとする工夫がされていま

す。ただし、薬の作用として、巡りのしくみにはあまり働きかけていないので、気を巡らせたり温めたりする、気滞や腎陽虚に適した漢方薬と一緒に使う必要がある場合も多いです。

▼麦門冬湯

痰がない空咳や痰が絡んで出しにくい咳によく使われる漢方薬で、肺を潤す作用があります。そのほか胃を潤すことで胃の乾きや熱を和らげる作用もあるので、胃炎や胃潰瘍の解決に役立ちます。もともと、胃の潤いが消耗して熱が強くなり、やがて火になって胃の上にある肺をあぶるように肺を乾かして咳になる状態を解決するための構成です。その状態は、胃の熱が上方に昇り、顔が真っ赤になって激しい咳と共に嘔吐し、肺の水が煮詰まるので粘って外に出しにくい痰となるのが、典型的な症状です。

そのほかの漢方薬でも、一覧表（153頁）の陰虚の欄に◎や○が付いているものは、Dタイプ陰虚の体質に適した作用を持っています。原因や結果など陰虚以外の状態に対する適合性は、自分の体質判別チャートのピークの様子と前述の一覧表で○が付いた項目とを照らし合わせることで、概ね判断することができます。

(2) Hタイプ湿痰

①「津液」はどうやって全身を巡る？

「津液」は、「脾」の働きで食べ物から吸収されて、「腎」に蓄えられた「腎陰」と合わさることで作られた後、「腎」の熱を原動力に「脾」が持ち上げて「肝」が受け取って「肺」まで運び上げます。「肺」から一部は体外に放出、残りは全身にシャワーのように散布されて、「肝」の誘導によって全身を巡りながら身体の深い中心部分にある「腎」に向かいます。「腎」では、不要な物と必要な物をふるい分けて、不要な物は老廃物と一緒に尿として排泄され、必要な物はもう一度全身に配るために「腎」に蓄え、「腎」の熱によって温められて軽く動きやすくなり、身体下部から上昇して、再循環の流れに乗せられます。

簡単に見れば、身体を津液が巡るしくみは、①熱源、②本体の充足、③巡りの調整の3要素から成り立っていて、水が温められて水蒸気となって空間を巡る自然界のしくみと同じと考えることができます。

余分な水は身体の働きを無視して、自然界の水の性質にしたがって下に集まります。そして、まわりを冷やします。下半身がむくんだり冷えやすかったりすることと関係します。

②「肺」の話

「肺」というと呼吸を思い浮かべて当然ですが、東洋医学の考えでは、「肺」は呼吸のほかに「津液」を体中に配る大切な役割を持っています。Hタイプ湿痰の人は「津液」を身体に取り込む「脾」や「胃」の問題はないので、たくさん飲み食いするとその分「津液」が大量に吸収され、どんどん「肺」に運ばれます。大量の「津液」は「肺」の働きに負担をかけ、しだいに「肺」の働きを悪くします。すると「津液」がうまく配られなくなり、停滞します。停滞している「津液」は身体の役に立たず「湿《しつ》」となります。

東洋医学で言う「肺」は皮膚との関わりも深く、「肺」で過剰になった「湿」は皮膚に蓄えられます。Hタイプ湿痰の人にポチャッとした体型が多いのはこのためです。そして「肺」の外界との連絡口は鼻ですから、余分な「湿」は鼻から溢れ、アレルギー性鼻炎の原因となります。呼吸の通り道に溢れた「湿」は、喘息のもとになります。さらに、「肺」は大腸とも関係が深く、「肺」に溢れた「湿」が大腸に出口を求めると、下痢や軟便にもつながります。

③Hタイプ湿痰の特徴

身体を潤し、関節や筋肉の動きを滑らかにさせる働きをする体内の水を、東洋医学では「津液」と呼びます。Hタイプ湿痰の体質は、「津液」が過剰になったり停滞したりしやすいのが特徴です。身体に不可欠な「津液」も、必要以上に蓄えると、身体の役に立たないばかりか、かえって熱を奪って「気」や「血」の動きを邪魔する厄介者となります。この余分な「津液」は「湿」と呼ばれ、さらに「湿」が固まって動きが悪くなったものを「痰《たん》」と言います。肺や気管支にたまる痰だけではなく、体中どこにでも「痰」は発生します。

過食や過飲で必要以上の水が身体に持ち込まれる生活習慣や、「津液」を巡らせるしくみに関わる脾・肺・腎の働きの低下があると、余分な水がたまりやすくなります。冷たいものの摂り過ぎで水を動かす熱を圧迫して水が停滞することもあります。のどが渇くわけでもないのに、何かにつけ飲み物を口にする習慣がある人がこのタイプに多く見られます。

▼湿痰の外見の特徴——水太りで汗かき

動きの悪い過剰な水の存在を反映して水太りで汗かきです。過剰な水で熱が圧迫されるので冷えの特徴が外見にも見られて、皮膚は色白でやわらかくむくみ気味で、疲れやすそうな外見です。

▼湿痰の舌と脈
——ボテッと厚ぼったい舌、大きな脈

舌はボテッと厚ぼったく、大きく感じられます。「湿」の影響で舌もむくむのです。「湿」のために熱が奪われ、色は白っぽいことが多いです。舌苔が表面をベタッと厚く覆っています。表面がうっすらとぬれて光って見えることもあります。

手首に指を当てて脈をとると、「滑《かつ》」と呼ばれる大きな脈で、水が溢れている感じが伝わってきます。

▼湿痰の自覚症状の特徴——身体を重く感じる

「津液」が溢れて停滞しているHタイプは、体中に水袋をかかえているようなものなので、身体が重く感じられます。まわりの気温に左右されやすく、寒いときは寒がりで、暑いときは暑がりです。身体を取り巻く環境に湿気が多くなると、身体の内側の「湿」の勢いも強くなるので、雨や湿度の高い日には調子が悪くなります。肥満気味で体格はよくても、ちょっと動くとすぐにドッと汗が出て、これは暑いからというよりも汗の調節をする「気」の働きが「湿」のために低下して起こる、異常な汗のかき方です。

「湿」が「気」や「血」の動きを邪魔するため、元気がなく、疲れやすいです。息切れや動悸が目立ちます。倦怠感や手足のだるさ、めまい、頭痛や頭の重さ、足の静脈瘤といった症状が現われます。よく眠くなるのもこのためです。胸やお腹が苦しく感じられることも多いです。胃に水が停滞すると吐き気になります。

「湿」が溢れているので、お腹がゴロゴロいったり、下痢や水様便が多くなったりして、トイレ（小便）にもよく行きます。尿は薄い色で量は多めです。おりものや鼻水や痰がたくさん出て、いずれも薄いのが特徴です。

皮膚や四肢末端に「湿」がたまると、手足が冷えたりむくんだり、湿疹から薄い滲出液が出たり、皮膚が痒くなることがあります。

体内に水があり余っているので、水を動かす働きに負担がかかり、「湿」は下にたまるばかりで上昇できません。そのため身体の上のほうでは水が不足して、のどの渇きを感じます。ただし、身体の中には水が余っているのですから、飲むと気分が悪くなります。

▼湿痰がなりやすい病気

《花粉症、アトピー性皮膚炎、ヘルペス、大腸炎、各種の浮腫、心筋梗塞、高血圧症、うつ病、腎不全など》

「津液」が過剰になる「湿」によって起きる病気には、アレルギー性鼻炎、花粉症、アトピー性皮膚炎、肺水腫、気管支拡張症、慢性気管支炎、高血圧（特に拡張期が高い）、腎水腫、大腸炎、肝嚢胞、各種の浮腫、慢性膣炎、帯状疱疹、口唇ヘルペス、尋常性疣贅《ゆうぜい》（いぼ）、白癬症《はくせんしょう》（水虫）、蕁麻疹《じんましん》などがあります。

「津液」の流れの異常や「痰」がつまって「気」や「血」の流れを邪魔することによって起きる病気には、緑内障、メニエール症候群、心不全、心筋梗塞、狭心症、気管支喘息、甲状腺機能低下症、脳卒中、統合失調症、うつ病、麻痺、てんかん、神経症、関節リウマチ、慢性関節炎、痛風、頸腕症候群、肩関節周囲炎（四十肩、五十肩）、慢性腎炎、腎不全などがあります。

▼湿痰とほかのタイプとの関係

Hタイプ湿痰の人が、ストレスをためるなどして「気」の流れを悪くすると、気滞の「熱」と「湿」が結び付いてFタイプ湿熱の特徴が見られるようになります。水分を摂り過ぎて「脾」や「胃」に負担をかけるとAタイプ脾気虚に、「湿」のために冷えを招くとBタイプ腎陽虚になりやすくなります。「湿痰」は「気」や「血」の動きを悪くするので、Gタイプ血瘀やEタイプ気滞にもなりやすいです。

Aタイプ脾気虚の人は、吸収された「津液」を「肺」まで持ち上げることができず「湿」が作られやすく、Bタイプ腎陽虚の人は、熱が不足するために「津液」を軽くすることができず停滞させて「湿」を作ります。「脾」「腎」「肺」はともに「津液」のしくみと関係があるため、Aタイプ、Bタイプ、Hタイプはお互いに深い関係にあるわけです。

Eタイプ気滞の人は、「津液」を動かす「気」の流れが停滞するため、これが原因で「湿」が作られやすくなります。「血」の滞るGタイプ血瘀の人でも「津液」の動きが悪くなって「湿」を作りやすいものです。

④Hタイプ湿痰の養生術

▼湿痰の養生――守りの策

(a) 一度にたくさん水を飲まない

邪魔者の「湿痰」を攻略するこのタイプの養生術は、まず水分を摂り過ぎる習慣をなくすことが先決。溢れたタンクの水を減らすのに、蛇口を解放したままでいくら汲み出しても効果は薄いのです。習慣的な水分摂取、惰性や退屈しのぎで飲み物を飲むことをやめ、口渇時だけ、一度にたくさん飲まず、少量ずつ飲むようにすることが基本です。

目に見える液体以外の水にも注意が必要です。飲み物でなくても、食べ物の大部分は身体の中で分解されて水になります。余分な水を増やさないためには、必要以上に食べることも控えたほうがいいのです。

(b) 果物・生野菜も控えめに

身体を冷やすことも「津液」の停滞を強め、「湿」につながります。冬でもビールという人やアイスクリームが大好きという人に「湿痰」をたくさんため込んでこのタイプになっている人が多いものです。冷たい飲食物で身体を冷やさないようにしましょう。水割り・酎ハイなど水分量の多い冷たい飲酒にも注意が必要です。

骨のために牛乳をせっせと飲んでいるという人も要注意です。温度が冷たいだけでなく、身体を冷やす性質を持っているからです。コーヒーや緑茶なども身体を冷やす作用を持った飲料です。

果物や生野菜は健康的な食べ物の代名詞のように考えられていますが、実は水分を多く含み、身体を冷やす性質が強いので、「湿痰」タイプの人は控えめにすべき食べ物になります。

水を動かすしくみに関わる「脾」や「腎」の働きを低下させないことも重要で、Aタイプ脾虚、Bタイプ腎陽虚の養生術が参考になります。

▼湿痰の養生――攻めの策

蓄えた物を放出するための攻めの策のキーワードは、「動き」と「熱」。動きが悪く体中に居座る「湿痰」を追い出すために巡りをつけて、処理のために必要な「熱」を増やすのが攻めの策の要点です。

(a) 回転式脱水機になって暮らす

身体にたまった「湿」を追い出すためには、身体を動かすことが一番です。「湿」を追い出すためにサウナで減量、なんて安易に考えてはいけません。サウナは不自然な温度や湿度で体表に大きな負担をかけます。体表を守るのは「肺」の役割ですから、サウナによる体表への攻撃は、「湿」で負担を強いられている「肺」の負担をますます大きくすることになります。身体に溢れている「湿痰」は、身体を盛んに動かして解決すべきです。スポーツでなくても、生活の中で軽い運動や日常的な動作を増やす工夫をして、身体の中の「津液」をグルグル回すことで「湿」を解決します。回転式脱水機になったイメージで生活しましょう（もちろんほんとうに回転すると目を回しますのでご注意を）。くたびれるくらいに積極的に身体を使って、外に向かって押し出す汗をたくさんかきましょう。最初のうちは疲れるかもしれませんが、疲れを感じたら十分睡眠をとって疲れを解消し、次の日の朝には回復させておくことも忘れずに。

(b) 陽気な心で熱を増やす

余分な水を動かして処理するためには「熱」が必要です。熱を増やすにはBタイプ腎陽虚の養生術が役立ちます。また「脾」の力を強めることでも水を処理する力はグンとアップしますから、Aタイプ脾気虚の養生術も役立ちます。

「熱」を増やすためにも、水の動きをよくするためにも、身体の動きだけでなく、気分の動きや陽気な心が作り出す「熱」も養生術では重要な要素です。気持ちを明るく持ってウキウキして「気」の巡りを良くすることがとても役立ちます。「陰」の性質を持った「湿痰」を除くのには、陽気が一番というわけです。Eタイプ気滞の養生術が役立ちます。

水に限らず身体に余分なものを増やすのは簡単であっという間に増えてしまうものです。ところが一度増えたものを減らすには、根気と努力が必要です。自分を楽しませながら続けられるものを工夫しましょう。

▼湿痰に適した食べ物・食べ方

(a) 適した食べ物

身体の水を減らす作用のあるものが適しています。「気」の巡りを良くしたり「熱」を増やしたりする作用のあるものは余分な水をなくすのに役立ちます。

(例) 豚レバー、鴨肉、トウガラシ、ネギ、ニンニク、カブ、カボチャ、ゴボウ、タケノコ、エンドウマメ、ソラマメ、アズキ、アスパラ、アユ、タイ、コイ、コンブ、アワビ、アサリ、ブドウ、ミカン、イチゴ、サクランボ

(b) 適さない食べ物

身体の水を増やす作用のあるものは適しません。身体を冷やす作用のあるものも望ましくありません。

(例) 豚肉、鶏卵、もち米、銀杏、ホタテ貝、ナシ、ビワ、ラズベリー、酢、ビール、水割り、牛乳、ヨーグルト

《食べ方の注意点》水分を摂り過ぎないことや、必要以上に食べるのを避けることが大切です。口渇感や空腹感と相談しながら飲食しましょう。冷たい飲食を控

えめにするのも役立ちます。

⑤湿痰に適した漢方薬

身体から水を減らす作用を持つものを主体に、養生術で登場したような水を動かす作用、熱を増やす作用を併せ持つものや、脾の力を盛り立てたり、気の巡りを良くしたりする作用を組み込んだ漢方薬が適しています。防已黄耆湯《ぼういおうぎとう》、五苓散《ごれいさん》、小青竜湯《しょうせいりゅうとう》、補気建中湯《ほきけんちゅうとう》、藿香正気散《かっこうしょうきさん》など多くの漢方薬が該当します。

▼「湿痰」を解消する場所の違い

どこの「湿」を解消するかで、漢方薬を使い分けることができます。

防已黄耆湯、当帰芍薬散《とうきしゃくやくさん》、五積散《ごしゃくさん》→全身
五苓散、茵蔯五苓散《いんちんごれいさん》→胃腸や表層（皮膚）
半夏厚朴湯《はんげこうぼくとう》→のど元から胃にかけて
藿香正気散、六君子湯《りっくんしとう》、補気建中湯→胃腸
葛根湯《かっこんとう》、葛根湯加辛夷川芎《かっこんとうかしんいせんきゅう》、小青竜湯→皮膚、肺、鼻、関節
独活葛根湯《どっかつかっこんとう》、麻杏薏甘湯《まきょうよくかんとう》、薏苡仁湯《よくいにんとう》、荊防敗毒散《けいぼうはいどくさん》、桂枝茯苓丸加薏苡仁《けいしぶくりょうがんかよくいにん》、薏苡仁《よくいにん》→皮膚や関節、鼻
釣藤散《ちょうとうさん》、苓桂朮甘湯《りょうけいじゅつかんとう》→頭部

のそれぞれの場所の「湿痰」を解消します。

▼防已黄耆湯

水肥りタイプの人の痩せ薬として宣伝されることが多い漢方薬です。結果的に出ていくべき水は出ていきますが、強制的に身体から水を追い出す利尿剤のような作用ではなく、水の巡りのしくみに働きかけて、停滞している全身の水を回す作用が主体の構成です。その結果、肥満症、関節疾患、多汗症などの改善に作用します。過剰な水の停滞が解消されることで、胃腸の働きも良くなったり、カゼや皮膚の異常など体表の症状も改善したり、関節で滞っていた水が巡って関節の腫れや痛みがとれたり、水の巡りの出口として排尿の異常が解消されたりします。ただし、水の巡りの原動力となる熱を増やしたり、水の巡りを誘導する「気」の巡りを整えたりする作用は含まれていないので、腎陽虚や気滞が原因となっている湿痰タイプには、防已黄耆湯だけでは十分な効果が出ないことが多く、Bタ

イプやＥタイプの漢方薬を併用することもよくあります。

▼五苓散

下痢、むくみ、頭痛などによく使われる漢方薬です。身体の水の巡りからはずれて停滞している水を、元の流れに引き戻すような働きかけをすることで、上記の症状のほか、めまい、はきけ、身体の痛み、排尿異常など水の巡りと関係するいろいろな症状を解消します。身体の熱を少し増やす作用を含むので、身体が冷えたり、熱の不足する体質が原因で水の動きが悪くなったりしている状態に適しています。ただし、本格的な冷えが原因の場合は、五苓散だけでは力不足なので、腎陽虚で使われる薬を合わせることもよくあります。

漢方薬一覧表（153頁）の湿痰の欄に◎や○が付いている漢方薬であれば、Ｈタイプ湿痰の体質に適した漢方薬であると言えます。その漢方薬が、湿痰の原因や湿痰の影響で生じている不具合に適合しているかどうかを判断するには、病気や薬の作用に対する専門的な知識に基づいた分析が必要ですが、読体術の体質判別チャートを使って、湿痰以外に見られるピークと前述の一覧表で○がついた項目とを照らし合わせることで、概ね判断することはできます。

5章　食材の作用――食材を2つの軸でとらえる

1　食材の9つの作用

食事は、食事全体の栄養バランスに配慮したり、個々の食材に含まれる栄養素やカロリーを考慮したりするのが一般的です。しかし、「読体術」の視点から言えば、食べ物の持つ性質が自分の体質に合っているかどうかということがもっと大切です。すでにご紹介したように、それぞれの体質には適した食べ物や食べ方があります。栄養素よりも食べ物の性質に着目した食生活を実行することで、身体の偏りを改善することができ、今後発症する可能性のある病気を未然に防ぐこともできるようになります。

食材の持つ性質を理解するには、「読体術」の身体の見方と同様に陰陽の2つの軸、食材の場合は具体的には水と熱に対して、それを増やすか減らすかを考えます。水を増やす潤性や減らす燥性の性質は、身体を潤したり乾かしたりする作用を持ち、熱を増やす温性や減らす涼性の性質は、身体を温めたり冷やしたりする作用を持つというふうに食材の作用を把握します。

温涼／潤燥それぞれの性質の間には、どちらでもない平性が存在します。熱の増減と水の増減の作用はそれぞれ独立していて、温める作用を持った食材の中に乾かすものと潤すものとがあるといった具合に、温・平・涼の性質と潤・平・燥の性質が合わさって9つの作用の特徴に食材を分類することができます。この9つの性質にしたがって、一般的な食材を表示してみました。自分の体質の熱や水の過不足の状態とこの性質

〈食材の温涼／燥潤の性質〉

	燥（余分な水をとる）	平（どちらでもない）	潤（潤いを増す）
温熱（温める）	カボチャ、カブ、フキ、トウガラシ、サンショウ、コショウ、シナモン、サクランボ、羊肉、豚レバー	玄米、ネギ、タマネギ、ニラ、ニンニク、ラッキョウ、ショウガ、シソ（オオバ）、アジ、イワシ、マグロ、フグ、味噌、紅花油、ナタネ油、日本酒（燗）、赤ワイン、蒸留酒	もち米、ニンジン、パセリ、リンゴ、モモ、アンズ、ウメ、ラズベリー、パイナップル、クルミ、松の実、牛肉、鶏肉、鶏レバー、エビ、サバ、ブリ、酢
平	アズキ、ダイズ、エダマメ、ソラマメ、エンドウ、トウモロコシ、シュンギク、ブドウ、アワビ、タイ、アユ、コイ	米、ゴマ、サトイモ、ジャガイモ、ダイコン（煮）、キャベツ、ブロッコリー、チンゲンサイ、シイタケ、ブルーベリー、イチジク、ギンナン、サンマ、ウナギ、紅茶、ほうじ茶、ヨーグルト	サツマイモ、ヤマイモ、レンコン、ユリ根、キクラゲ、レモン、プルーン、スモモ、豚肉、牛レバー、鶏卵、タコ、イカ、ホタテガイ、クラゲ、カツオ、黒砂糖、ハチミツ
寒涼（冷やす）	ソバ、キュウリ、ハクサイ、レタス、セロリ、セリ、モヤシ、アスパラ、トウガン、ダイコン（生）、ゴボウ、スイカ、イチゴ、ミカン、鴨肉、コンブ、ヒジキ、シジミ、アサリ、ハマグリ、緑茶、烏龍茶、コーヒー	ハトムギ、ナス、ニガウリ、ミョウガ、メロン、キウイ、ノリ（海苔）、カニ、サケ、ゴマ油、オリーブオイル、醤油、塩、水割り	小麦、トマト、ホウレンソウ、タケノコ、カキ（柿）、ナシ、ミカン、グレープフルーツ、ビワ、バナナ、牡蠣、ハマグリ、豆腐（冷）、白砂糖、牛乳、麦茶（大麦）、ビール

燥潤の性質は、食材の持つ作用で判断するので、燥、潤両方にまたがることがあります。（例）ハマグリ：「痰を取る＝燥」と「口渇を軽くする＝潤」、ミカン：「利尿作用＝燥」と「肺を潤し咳を鎮める＝潤」があります。

を照らし合わせることで、食材と自分の相性を概ね把握することができます。

2 食材の向き不向き

栄養学的に身体に良いとされる食べ物でも、食材のこうした性質が自分の体質に合っていなければ、健康を損ねてしまうことさえあるのです。例えば、温める性質の食べ物は脾気虚や腎陽虚で身体が冷え気味の人には身体を温めてくれて体調改善に役立ちますが、気滞や湿熱でもともと余分な熱を作りがちの人にとっては、身体を火照らせて具合を悪くさせかねません。この性質にさらに燥潤の性質が関わりますから、食材の向き不向きの視点は結構複雑で、それを理解することは大切なのです。食材のこうした温涼／燥潤の性質と、体質の偏りとして身体の熱や水、つまり気や熱が多いか少ないか、血や津液が多いか少ないかの自分の特徴とを重ね合わせることで、自分にとっての食材の向き不向きを概ね把握することができます。

また、それぞれの食材には、温涼／燥潤の性質とは別に、消化を助けたり、気を巡らせたりといったそれぞれの食材特有の身体に働きかける作用があります。それを知っておくことも食生活には役立ちます。こうした考えを特に重視して食事を考えるのが薬膳の発想につながります。

8体質の各タイプの説明の中で、向き不向きの食材について、代表的なものは取りあげましたが、それ以上の多くの食材との相性や、個々の食材の持つ性質や薬効的作用の詳細については筆者監修の『現代の食卓に生かす「食物性味表」―薬膳ハンドブック（改訂2版）』（日本中医食養学会）や後発の類似書籍や種々の薬膳の書籍を参考にしていただけると幸いです。

3　食事との向き合い方

食材の性質や作用についてご紹介しましたが、食材の作用は薬の作用ほど強力なものではないので、さほど気にしなくてもよいとも言えます。一方で、毎日の積み重ねとなると、薬以上に大きな影響力になることもあります。食材には、栄養素やカロリーの観点以外に、自分の体質との向き不向きの性質があることを意識して向き合う姿勢は大切にしたいと思います。ただし、あまり神経質になり過ぎないようにして下さい。体質に適しているからといってそればかりを食べたのでは逆効果になるでしょうし、適さない食べ物でも、頻繁に大量に食べない限りは、体調を崩す原因にはならないでしょう。

それよりも食事との向き合い方で大切なのは、食事そのものを楽しむこと。身体が求めているものは美味しく感じられますし、季節の旬の食材には、食材自身が持つ「気」も良質で充実しています。そうした食材の「気」を取り入れて、私たちの生きる「気」に変えるのですから、身体が喜ぶ食べ方をしたときが一番身体に役立つ、相性の良い食事だと言えます。見た目や香り、味、食事するときの雰囲気も含めて、身体や心がワクワクする食事との向き合い方が一番大切だと感じています。

6章　漢方薬と体質の相性

1　治療に対する東洋医学の考え方

東洋医学の治療の特徴のひとつは、身体が良い状態を取り戻すことの手助けをすることです。漢方薬を主とする東洋医学の治療では、症状を強引に消滅させたり身体の状態を強引に目的の方向に引っ張っていく手段を考えたりすることよりも、身体の状態を変えたり、身体の眠っている力を呼び起こしもともと持っている働きを盛り立てて自然治癒力も借りたりして、身体の働きの後押しをする感じで、結果として症状が消えていくように取り組む姿勢を大切にしています。身体の働きに寄り添って問題を解決しようという姿勢です。

そのため、効果が現われるのが遅いこともありますが、漢方薬の働きかけ自体は、1日飲めば1日分その日から作用しています。そのことが、症状変化にどれだけ反映されるかは、身体の事情や、身体自身が持っている力の様子によって変わりますし、生活環境がどれだけ身体の邪魔をしているのかも大きな要因になります。

漢方治療で驚くほど早く、かつ大きな効果を見ることがありますが、そうした例は、治療の方針に沿って、患者さん自身が生活を変えることに納得して、実践してくれたときに多く見られます。それは薬による働きかけと、生活による負担の軽減や良い条件作りによって、身体自身の治癒力が最大限発揮されたからだと考えています。

そういうときは、いろいろな症状が一度に良くなることも多く経験されます。漢方薬の働きかけがいろいろな方向に作用したことも一因でしょうが、それ以上に、身体自身の力で身体のいろいろな働きを効率よく動かした結果だと考えられます。具合の悪いところをひとつひとつ拾い上げて、それを全部薬で修理することは不可能だとも感じますが、身体自身の力を借りれば、それも可能なようです。

漢方薬で身体の力を手助けして、身体自身がやれることを増やしていけば、それだけ薬の役割は少なくなって、やがては薬がなくても身体自身の力でうまくやれるようになる、そんな治療を東洋医学は目指しています。

2　漢方薬の考え方

身体の働きに寄り添う考え方に沿って、漢方薬にはいろいろな作用を持った成分（生薬と呼ばれる植物や鉱物など自然界の中にある薬効成分を持つもの）を何種類も集めて、身体のいろいろな場所やしくみに働きかけます。ひとつの成分でできているものではなく、何人ものメンバーからなるチームのようなものなのです。身体にどのように働きかけるか作戦を立て、（監督が選手個人の特徴を把握するように）個々の成分の作用や特徴を理解したうえで、チームの中での役割分担を考えて作戦に見合うチーム作りを采配するように漢方薬を扱うのが、漢方医の役目です。

本来はこうした監督の目で、ひとつひとつの生薬の採用から考えて漢方薬を組み立てます。これは「煎じ薬」という形式の漢方薬ですが、現在の医療現場では、過去に考案されて組立ても効果も評価が定着している特定の処方名が付いた製品として提供されているエキス剤を使用するのがほとんどです。つまり、できあがったチームを採用するのですが、東洋医学の知識があれば、各メンバーの性質を理解してチームを采配したり、2つのチームを併せた新たなメンバー構成で新しいチームにしたりして治療に臨むことができます。

病院で処方されたり店頭で販売されたりする漢方薬

の説明は、このチームの顔の一面として、主な目的の病名や症状が載っています。その病名や症状だけで漢方薬を選ぶ方法もありますが、それは漢方薬の本来の姿のほんの一面をとらえて、しかも表面的な姿だけで薬を決める使い方で、大変もったいない使い方であると同時に、時には、誤った使い方にもなりかねません。漢方治療に真摯に取り組むには、効能や病名で薬を決めるのではなく、まず身体や病気を東洋医学的な目で理解して病状を把握し、次に東洋医学的な考え方でどうやったらその病状を解決できるかを検討し、そのうえでその手段として生薬の作用を組み合わせたチームとしての漢方薬の使い方を選択するという姿勢が必要なのです。

この使い方には、もちろん専門的な知識や実際の治療を通した経験の積み重ねが必要で、実際、各体質タイプの治療例で紹介したように、治療現場ではいろいろなことを考えながら漢方薬を扱わなければなりません。そこで本書では、処方された漢方薬が、自分の身体や病気に適しているのかどうか、ご自身で大雑把な適合性を判断できるように、「読体術」の身体の見方と同じ見方で漢方薬の作用や特徴をとらえようというわけです。

3　漢方薬を読体術の視点で見る

漢方薬で身体に働きかけるときの大きな方針は、余ったものをなくしたり足りないものを増やしたりする過剰や不足を解消する量への働きかけと、引き上げたり下ろしたり外向き内向きの流れを調節したりする巡りのしくみへの働きかけとの組合わせで成り立っています。

実際の治療として、ひとりひとりの病気と向き合うには、さらに、いろいろな身体のしくみへの理解をもとに、どんな病状か、なぜそうなったのかを判断して、解決策として薬をどう働かせるかの知識が必要になりますが、これは医師や薬剤師の役目であって、薬を飲む本人がそこまで知っている必要はありません。

医師や薬剤師を信頼して服薬するのがご本人の役目

とも言えますが、漢方薬と自分との相性を自分で確かめることができれば安心して服薬することができ、さらに効果が高まるかもしれません。そのために、まずは自分自身の身体の特徴を理解して、次に、同じ見方で漢方薬の特徴を知ることができれば、自分との適合性が確認できるというわけです。

身体の見方では、陰陽の軸を基本に、さらに細かく気・熱・血・津液の軸にわけて、その軸上での過不足の偏りを見極めるのが「読体術」の考え方でした。同じように、漢方薬に対しても、気・熱・血・津液の何を増やしたり減らしたりするのかを分析することで、身体の分析結果と照合することができます。

もっとも、何種類もの生薬を集めて作られている漢方薬は、詳細に見ればいろいろな方向性の作用を持っています。ここでは、あくまで身体との相性を判断する目的で、漢方薬全体の主体となる作用を取りあげて、大雑把な見方で適合するものに◎印を付けました。各体質の改善に役立つ中心的な作用を持つものを選んでいます。具体的には、各タイプに適合する漢方薬の項目でも略述していますが、脾気虚には「気」を増やしたり「脾」の働きを盛り立てる作用、陽虚には「熱」を増やしたり「腎」の働きを盛り立てる作用、血虚には「血」の材料を提供したり「血」を作る働きを盛り立てる作用、陰虚には腎陰を増やしたリ身体に潤いを増やす作用、気滞には「気」の巡りを調節したり「肝」の働きを順調にする作用、湿熱には「熱」を冷ましたり湿熱を処理する作用、血瘀には「血」の巡りを良くする作用、湿痰には余分な水を解消したり水を巡らせる作用を主体とするものを◎印の対象としました。

そのほか、その漢方薬の作用が、直接的ではなくてもその体質の改善に役立つものには、その程度に応じて○や△を付けました。例えば、「熱」を増やしたり「気」を巡らせたりすることは湿痰の解消に役立つので、そうした作用を持つ漢方薬には、湿痰の項目に○や△が付いています。

ひとつひとつの漢方薬に対して、こうした視点で分析した私なりの結果を一覧表にしました。

〈保険医療·市販薬漢方薬（エキス剤）の体質別適合表〉

（一覧表掲載　方剤名は50音順）

◎：漢方薬の総合的な作用が体質や病態の改善に直結するもの

○：改善に直結する作用を持つ成分が漢方薬の一部に含まれるもの

△：含まれる成分の作用が、体質や病態の改善に間接的に役立つもの

方剤名	適合する病態や体質							
	Aタイプ	Bタイプ	Cタイプ	Dタイプ	Eタイプ	Fタイプ	Gタイプ	Hタイプ
	脾気虚	腎陽虚	血虚	陰虚	気滞	湿熱	血瘀	湿痰
安中散《あんちゅうさん》・安中散料《あんちゅうさんりょう》	○				◎			
胃苓湯《いれいとう》	△				◎			◎
茵蔯蒿湯《いんちんこうとう》					△	◎		
茵蔯五苓散《いんちんごれいさん》	△				△	○		◎
温経湯《うんけいとう》	○	○	◎	○	○		○	
温清飲《うんせいいん》			○	○	△	◎	○	
温胆湯《うんたんとう》	△				◎	◎		◎
延年半夏湯《えんねんはんげとう》	○	△			◎			○
越婢加朮湯《えっぴかじゅつとう》						◎		△
黄耆建中湯《おうぎけんちゅうとう》	○			◎	○		△	
黄連阿膠湯《おうれんあきょうとう》				◎	○			
黄連解毒湯《おうれんげどくとう》					○	◎		
黄連湯《おうれんとう》	○	○			○	◎	△	
乙字湯《おつじとう》					○	◎	○	
藿香正気散《かっこうしょうきさん》	◎				○			◎
葛根黄連黄芩湯《かっこんおうれんおうごんとう》						◎		
葛根湯《かっこんとう》		△			○		○	○
葛根加朮附湯《かっこんかじゅつぶとう》		◎			○		○	○
葛根湯加辛夷川芎《かっこんとうかしんいせんきゅう》（川芎辛夷《せんきゅうしんい》）		△			◎	△	○	○
加味帰脾湯《かみきひとう》	◎		◎		○			
加味逍遙散《かみしょうようさん》・加味逍遙散料《かみしょうようさんりょう》	△				◎	◎	△	○
加味逍遙散合四物湯《かみしょうようさんごうしもつとう》	△		◎		◎	△	○	
加味平胃散《かみへいいさん》	○				◎	△		◎
環元清血飲《かんげんせいけついん》			△		◎		◎	

方剤名	適合する病態や体質							
	Aタイプ	Bタイプ	Cタイプ	Dタイプ	Eタイプ	Fタイプ	Gタイプ	Hタイプ
	脾気虚	腎陽虚	血虚	陰虚	気滞	湿熱	血瘀	湿痰
甘麦大棗湯《かんばくたいそうとう》	○		○	◎	○			
甘《かん》露《ろ》飲《いん》				◎	○	○		
桔《き》梗《きょう》石膏《せっこう》					◎	◎		
桔《き》梗《きょう》湯《とう》						◎		
帰《き》脾《ひ》湯《とう》	◎		◎					
芎《きゅう》帰《き》膠艾湯《きょうがいとう》			◎	◎			△	
芎《きゅう》帰《き》調血飲《ちょうけついん》	△		◎		○		◎	
芎《きゅう》帰《き》調血飲第一《ちょうけついんだいいち》加《か》減《げん》	○	△	◎		◎		◎	○
玉屏風散《ぎょくへいふうさん》	◎				○			○
金鈴感冒錠《きんれいかんぼうじょう》					△	◎		
九《く》味《み》檳榔湯《びんろうとう》	△	◎			◎		△	◎
荊芥連翹湯《けいがいれんぎょうとう》			○		○	◎		
桂枝《けいし》加《か》黄《おう》耆《ぎ》湯《とう》	◎	△			○	△	△	△
桂枝《けいし》加《か》葛根湯《かっこんとう》	◎	△			○		○	△
桂枝《けいし》加《か》芍薬大黄湯《しゃくやくだいおうとう》					◎	△	◎	
桂枝《けいし》加《か》芍薬湯《しゃくやくとう》	○	△			◎		○	
桂枝《けいし》加《か》朮《じゅつ》附《ぶ》湯《とう》	○	◎					○	◎
桂枝《けいし》加《か》竜骨《りゅうこつ》牡《ぼ》蛎湯《れいとう》	○	△	△		◎	○		
桂枝《けいし》五物湯《ごもつとう》		△		◎	△	◎		
桂枝芍薬知母湯《けいししゃくやくちもとう》・桂芍知母湯《けいしゃくちもとう》		◎		△	◎		○	○
桂枝湯《けいしとう》	◎	△			△		△	△
桂枝人参湯《けいしにんじんとう》	◎	○					△	
桂枝茯苓丸《けいしぶくりょうがん》・桂枝茯苓丸料《けいしぶくりょうがんりょう》						△	◎	○
桂枝茯苓丸《けいしぶくりょうがん》加《か》薏苡仁《よくいにん》						△	◎	◎
啓脾湯《けいひとう》	◎				△			◎
荊防敗毒散《けいぼうはいどくさん》					○	◎		○
桂麻各半湯《けいまかくはんとう》		○			◎	△	○	△
甲字湯《こうじとう》						△	◎	○
香砂六君子湯《こうしゃりっくんしとう》	○				◎			△

方剤名	適合する病態や体質							
	Aタイプ	Bタイプ	Cタイプ	Dタイプ	Eタイプ	Fタイプ	Gタイプ	Hタイプ
	脾気虚	腎陽虚	血虚	陰虚	気滞	湿熱	血瘀	湿痰
香蘇散《こうそさん》	△				◎		○	△
杞菊地黄丸《こぎくじおうがん》（杞菊妙見丸《こぎくみょうけんがん》）			○	◎				
五虎湯《ごことう》					◎	○		○
五積散《ごしゃくさん》	△	○	△		◎		○	○
牛車腎気丸《ごしゃじんきがん》		◎		○		○		○
呉茱萸湯《ごしゅゆとう》	◎	◎			○			
五淋散《ごりんさん》			○			◎		△
五苓散《ごれいさん》・五苓散料《ごれいさんりょう》	○	△						◎
柴葛解肌湯《さいかつげきとう》	△	△			◎	△	△	△
柴陥湯《さいかんとう》	○				○	◎		○
柴胡加竜骨牡蛎湯《さいこかりゅうこつぼれいとう》	○				◎	○		△
柴胡桂枝乾姜湯《さいこけいしかんきょうとう》		○		○	◎			
柴胡桂枝湯《さいこけいしとう》	○	○			◎	○	△	△
柴胡清肝湯《さいこせいかんとう》			○		○	◎		
柴胡疎肝湯《さいこそかんとう》					◎		○	
柴芍六君子湯《さいしゃくりっくんしとう》	○				◎			○
柴朴湯《さいぼくとう》	○				◎	○		○
柴苓湯《さいれいとう》	○				○	○		◎
三黄瀉心湯《さんおうしゃしんとう》					△	◎	○	
参茸大補丸錠《さんじょうたいほがんじょう》	◎	◎			△		△	
酸棗仁湯《さんそうにんとう》	△		◎	○				△
三物黄芩湯《さんもつおうごんとう》				◎	◎	○		
滋陰降火湯《じいんこうかとう》			○	◎	○		△	
滋陰至宝湯《じいんしほうとう》			○	◎	◎		△	○
四逆散《しぎゃくさん》					◎			
四君子湯《しくんしとう》	◎							△
紫根牡蛎湯《しこんぼれいとう》			○		○	◎		
梔子柏皮湯《ししはくひとう》					○	◎		○
滋腎通耳湯《じじんつうじとう》		○	◎	○	◎			

方剤名	適合する病態や体質							
	Aタイプ	Bタイプ	Cタイプ	Dタイプ	Eタイプ	Fタイプ	Gタイプ	Hタイプ
	脾気虚	腎陽虚	血虚	陰虚	気滞	湿熱	血瘀	湿痰
滋腎明目湯《じじんめいもくとう》	○	○	◎	○		○		
七物降下湯《しちもつこうかとう》			◎		○			
柿蒂湯《していとう》					◎			
四物湯《しもつとう》			◎				○	
炙甘草湯《しゃかんぞうとう》	○			◎	△		△	
芍薬甘草湯《しゃくやくかんぞうとう》				◎	○			
芍薬甘草附子湯《しゃくやくかんぞうぶしとう》		◎		◎	○			○
十全大補湯《じゅうぜんだいほとう》	◎	△	◎		△		△	
十味敗毒湯《じゅうみはいどくとう》					◎	○		○
潤腸湯《じゅんちょうとう》			◎		◎			
小建中湯《しょうけんちゅうとう》	○	△		◎	△		△	
小柴胡湯《しょうさいことう》	○				○	◎		△
小柴胡湯加桔梗石膏《しょうさいことうかききょうせっこう》	○				◎	◎		△
小青竜湯《しょうせいりゅうとう》		○			△			◎
小半夏加茯苓湯《しょうはんげかぶくりょうとう》					◎			○
消風散《しょうふうさん》			△			◎		△
升麻葛根湯《しょうまかっこんとう》					○			
生脈散《しょうみゃくさん》	◎	△		◎				
逍遙散《しょうようさん》					◎			○
辛夷清肺湯《しんいせいはいとう》				○	△	◎		
参蘇飲《じんそいん》	◎				○			
神秘湯《しんぴとう》					◎			△
真武湯《しんぶとう》	○	◎						○
参苓白朮散《じんりょうびゃくじゅつさん》	◎				△			◎
清上蠲痛湯《せいじょうけんつうとう》				○	○		◎	
清上防風湯《せいじょうぼうふうとう》					○	◎	△	
清暑益気湯《せいしょえっきとう》	◎	△	△	◎	△			△
清心蓮子飲《せいしんれんしいん》	○			◎	○			△
清肺湯《せいはいとう》				○	△	◎		△

方剤名	適合する病態や体質							
	Aタイプ	Bタイプ	Cタイプ	Dタイプ	Eタイプ	Fタイプ	Gタイプ	Hタイプ
	脾気虚	腎陽虚	血虚	陰虚	気滞	湿熱	血瘀	湿痰
折衝飲《せっしょういん》					◎		◎	
洗肝明目湯《せんかんめいもくとう》			◎		◎	○		
川芎茶調散《せんきゅうちゃちょうさん》・川芎茶調散料《せんきゅうちゃちょうさんりょう》					◎		◎	
千金内托散《せんきんないたくさん》	○				◎	◎	◎	
続命湯《ぞくめいとう》	◎	○			○		○	
疎経活血湯《そけいかっけつとう》			◎		△		◎	○
蘇子降気湯《そしこうきとう》					◎		△	○
大黄牡丹皮湯《だいおうぼたんぴとう》						○	◎	
大黄甘草湯《だいおうかんぞうとう》	△			△	△	◎	○	
大建中湯《だいけんちゅうとう》	○	◎		○				
大柴胡湯《だいさいことう》					◎	○		△
大柴胡湯去大黄《だいさいことうきょだいおう》					◎	△		
大承気湯《だいじょうきとう》					◎	◎		
大防風湯《だいぼうふうとう》	○	◎	○		△			○
沢瀉湯《たくしゃとう》	△							◎
竹茹温胆湯《ちくじょうんたんとう》	○				○	◎		△
竹葉石膏湯《ちくようせっこうとう》	○			◎	○	○		
治打撲一方《ぢだぼくいっぽう》							◎	
治頭瘡一方《ぢずそういっぽう》					△	◎	○	△
知柏地黄丸《ちばくじおうがん》		△		◎		△		△
調胃承気湯《ちょういじょうきとう》				◎	△	○	△	
腸癰湯《ちょうようとう》						◎	○	△
釣藤散《ちょうとうさん》	○			△	◎	△		○
猪苓湯《ちょれいとう》					○	○		◎
猪苓湯合四物湯《ちょれいとうごうしもつとう》			◎		○	○	△	◎
通導散《つうどうさん》					◎		◎	
定悸飲《ていきいん》		○			◎			◎
田三七人参《でんさんしちにんじん》			○				◎	△
桃核承気湯《とうかくじょうきとう》		△		◎	△	○	◎	

方剤名	適合する病態や体質							
	Aタイプ	Bタイプ	Cタイプ	Dタイプ	Eタイプ	Fタイプ	Gタイプ	Hタイプ
	脾気虚	腎陽虚	血虚	陰虚	気滞	湿熱	血瘀	湿痰
当帰飲子《とうきいんし》			◎	○	○		△	
当帰建中湯《とうきけんちゅうとう》	○	△	◎	○			○	
当帰四逆加呉茱萸生姜湯《とうきしぎゃくかごしゅゆしょうきょうとう》	△	◎	○		○		◎	
当帰芍薬散《とうきしゃくやくさん》・当帰芍薬散料《とつきしゃくやくさんりょう》		○					○	◎
当帰芍薬散加附子《とうきしゃくやくさんかぶし》		◎					○	◎
当帰湯《とうきとう》	◎	◎			◎		△	△
独活葛根湯《どっかつかっこんとう》		△		◎	○		○	◎
独活寄生丸《どっかつきせいがん》	○	◎	○				△	○
二朮湯《にじゅつとう》					◎	○		◎
二陳湯《にちんとう》	△				◎			◎
女神散《にょしんさん》・女神散料《にょしんさんりょう》	△	△			◎	◎	○	○
人参湯《にんじんとう》	◎		△					
人参養栄湯《にんじんようえいとう》	◎	○	◎		○	△		
排膿散及湯《はいのうさんきゅうとう》					◎	○		
麦門冬湯《ばくもんどうとう》	△			◎				△
八味丸《はちみがん》・八味丸料《はちみがんりょう》・八味地黄丸《はちみじおうがん》・八味地黄丸料《はちみじおうがんりょう》		◎		○			△	○
半夏厚朴湯《はんげこうぼくとう》	△				◎			○
半夏瀉心湯《はんげしゃしんとう》	△			○		○		
半夏白朮天麻湯《はんげびゃくじゅつてんまとう》	◎	△			◎	△		◎
白虎加人参湯《びゃっこかにんじんとう》	○			◎		◎		
茯苓飲《ぶくりょういん》	△				◎			○
茯苓飲合半夏厚朴湯《ぶくりょういんごうはんげこうぼくとう》	△				◎	△		◎
附子理中湯《ぶしりちゅうとう》	◎	◎	△					△
婦人宝《ふじんほう》	○		◎		○			
分消湯《ぶんしょうとう》					◎			◎
平胃散《へいいさん》・平胃散料《へいいさんりょう》					◎			○
防已黄耆湯《ぼういおうぎとう》	△				△			◎
防風通聖散《ぼうふうつうしょうさん》・防風通聖散料《ぼうふうつうしょうさんりょう》					△	◎	○	○
補気建中湯《ほきけんちゅうとう》	◎				△	△		○

方剤名	適合する病態や体質							
	Aタイプ	Bタイプ	Cタイプ	Dタイプ	Eタイプ	Fタイプ	Gタイプ	Hタイプ
	脾気虚	腎陽虚	血虚	陰虚	気滞	湿熱	血瘀	湿痰
補《ほ》中《ちゅう》益《えっ》気《き》湯《とう》	◎				◎		○	△
補《ほ》陽《よう》還《かん》五《ご》湯《とう》					△		◎	
麻《ま》黄《おう》湯《とう》					◎			
麻《ま》黄《おう》附《ぶ》子《し》細《さい》辛《しん》湯《とう》		◎			△		△	○
麻《ま》杏《きょう》甘《かん》石《せき》湯《とう》				△	◎	○		
麻《ま》杏《きょう》薏《よく》甘《かん》湯《とう》	△				◎			○
麻《ま》子《し》仁《にん》丸《がん》・麻《ま》子《し》仁《にん》丸《がん》料《りょう》					◎			
味《み》麦《ばく》地《じ》黄《おう》丸《がん》		△		◎				△
木《もく》防《ぼう》已《い》湯《とう》	○	△						◎
薏《よく》苡《い》仁《にん》・ヨクイニン	○							◎
薏《よく》苡《い》仁《にん》湯《とう》	○				○		◎	◎
抑《よく》肝《かん》散《さん》・抑《よく》肝《かん》散《さん》料《りょう》					◎		△	△
抑《よく》肝《かん》散《さん》加《か》陳《ちん》皮《ぴ》半《はん》夏《げ》	△				◎		○	○
六《りっ》君《くん》子《し》湯《とう》	○				◎			○
立《りっ》効《こう》散《さん》					○		△	△
竜《りゅう》胆《たん》瀉《しゃ》肝《かん》湯《とう》						◎		○
竜《りゅう》胆《たん》瀉《しゃ》肝《かん》湯《とう》（コタロー）			○		○	◎		○
苓《りょう》甘《かん》姜《きょう》味《み》辛《しん》夏《げ》仁《にん》湯《とう》		◎			○			○
苓《りょう》姜《きょう》朮《じゅつ》甘《かん》湯《とう》		◎					△	◎
苓《りょう》桂《けい》甘《かん》棗《そう》湯《とう》		◎		◎				
苓《りょう》桂《けい》朮《じゅつ》甘《かん》湯《とう》	△	◎						○
苓《りょう》桂《けい》味《み》甘《かん》湯《とう》		◎		◎				
麗《れい》択《たく》通《つう》気《き》湯《とう》加《か》辛《しん》夷《い》		○			◎			○
連《れん》珠《じゅ》飲《いん》	△	◎	◎					○
六《ろく》味《み》丸《がん》・六《ろく》味《み》丸《がん》料《りょう》・六《ろく》味《み》地《じ》黄《おう》丸《がん》・六《ろく》味《み》地《じ》黄《おう》丸《がん》料《りょう》				◎			△	△

4　漢方薬との相性判断

医療機関や薬局で処方された漢方薬とご自分との相性を判断するには、まず体質判別チェックリストにしたがってご自分の体質判別チャート図を作成して下さい。次に処方を受けた漢方薬を一覧表から見つけて、◎や○△の付いている項目名と体質判別チャート図に見られるピークの名称とを照らし合わせてみて下さい。

全部のピークが完全に一致するとは限りませんが、自分の一番大きなピークと漢方薬の◎の項目が一致していれば、概ね相性は良いと思われます。さらに○や△が合っているものが多ければ、それだけ相性は良いと判断できます。

場合によってはまったく一致しないこともあるかもしれませんが、それだけで間違った漢方薬だとも言い切れません。詳細な作用やこの分析の軸とは異なる見方から選択された作用で選ばれた漢方薬かもしれないからです。

個々の漢方薬の詳細な特徴や、病気や症状への作用についてさらに知りたいというご興味がおありの方は、医療者向けの本格的な内容になりますが、拙著『究めるエキス漢方大全〜「Z to A」実践から基礎へ』（金原出版）の中で、すべての医療用漢方エキス剤やほとんどの市販の漢方薬について詳細に解説していますので、そちらをご覧いただき、より深い理解に役立てて下さい。

5　漢方薬との付き合い方

(1)　市販漢方薬の選択

最近は、病院から処方される漢方薬以上に、ドラッグストアやネット通販でも簡単に市販の漢方薬が手に入るようになりました。それには病名や症状の組合わせが説明されていて、それを見て薬を選ぶことが多いと思います。そういう漢方薬の選択方法が完全に間違っているわけではありませんが、今まで説明してきたように、東洋医学の考え方そのものが、症状や病名で方針を決めるものではなく、身体全体の様子を把握したうえで、病気や症状の成り立ちを意識して、その解決策としていろいろな成分を組み立てて漢方薬を作ります。

できあがった漢方薬を選択する際にも、そうした考え方を活かした選択の仕方をすることが、東洋医学らしさを発揮した方法と言えるので、本来はそうした知識を備えた医者や薬剤師に判断を仰いでいただきたいと思います。しかし、どうしても自分で選ばざるを得ないときは、本書の体質診断を、漢方薬を選ぶ場合にも応用して、自分への向き不向きを知る方法を、病名や症状で選ぶ方法に組み込んで下さい。

(2) 漢方薬の効き方と継続の考え方

症状を強制的に消したり緩和したりする目的で開発される現代薬と違って、漢方薬は、目的は同じでも、その手段は、身体の条件を変えたり、身体のしくみを応援したりすることが主体です。漢方薬の材料となる生薬の中には、症状解決に直接作用する効能を持つものもありますが、それは構成の一部に含まれるだけで、薬全体は身体のしくみに働きかける作用を持った生薬がほとんどで、その結果として、症状が解決されるように構成されています。

症状があって困るときに飲むのが薬です。漢方薬もスタートは同じですが、症状が消えたらやめる、症状が出たときだけまた飲むという飲み方よりも、症状の有る無しにかかわらず、定められた飲み方を一定期間続けることで、症状が出なくなる状態にしむけるのが漢方薬の一般的な飲み方です。

このことから、「漢方薬は効き目が遅い」とか「長く飲んで効いてくる薬」とか言われることが多いのですが、これは誤解で、即効性を求められる病気や症状に使われる漢方薬は、すぐにでも症状が解決されるように組み立てられています。事実、1回飲むだけで症状が完全に解消されることもあります。

そもそも薬なので、飲めばそのときから薬として身体に働きかけているので、1回飲めば1回分の作用は身体に影響しています。しかし、その結果が、症状の変化に現われるかどうかは、病気の複雑さや症状に関わる生活や身体の条件の絡み合いで決まってきます。また、既述のように、ただ症状を消すのか、問題解決への取組みも含めた働きかけをするのかによっても違ってきます。

効果が遅いから長く飲むのではなく、身体のいろいろな条件を変えようとしているので長く飲むことになるのです。飲み続けていることで徐々に症状が軽くなっていく場合は、それだけ病気の状態が複雑だったり身体の条件が悪かったりすることを意味していますが、そうやってやがて症状が消えたときには、身体の条件を変えられたのですから、もう薬を飲まなくても症状は出ない可能性があることも意味しています。

さて、症状が解消された後、いつまで漢方薬を続けるかは、病気や身体の状態と、それに対して漢方薬でどういう働きかけをしたかによって違ってきます。急性の症状に即効性を目的に使っていたときには、症状が落ち着くと、身体への働きかけを主体にした漢方薬に変更して飲むこともあります。最初から身体への働きかけも組み込んで飲んでいた場合は、症状がなくなってもしばらくは継続することが原則ですが、同じものでも量や回数を減らしたり、身体の様子の変わり具合に応じて漢方薬を変えたりすることが多いです。

薬の量や回数が減ることで症状が戻ったり不調を感じたりするときは、もとの量に戻します。減らしても症状や体調が悪くならないときは、卒業ということもありますが、身体に働きかける応援が必要な間はもちろん、漢方薬の作用としてほとんどが身体の働きへの応援の要素といった場合は、ずっと続けることもあります。ただし、これは降圧剤や糖尿病の薬のように、強制的に数字を下げているのでずっと継続が必要という意味とはまったく違うことはおわかりいただけますね。

(3) 漢方薬の副作用と予防としての付き合い方

穏やかに効いてくる印象からか、「漢方薬は身体に優しい」とか「漢方薬には副作用がない」とかいった表現をよく耳にしますが、これはまったく間違いです。

既述のように、身体のしくみに働きかけるので、強引に症状を消すような身体への負担が少ないのは事実ですが、薬は薬、しかも即時に身体に働きかけているので、間違った方向に作用したり、必要ない働きかけを続けたりすることで、身体は大きな迷惑を被ります。その意味でも、身体の傾きと薬の働きかけの方向性をきちんと把握しておくことが、効果をあげるだけでなく、弊害をなくすうえでも大切なのです。

さらに、漢方薬と言えども、薬剤成分として、肝臓や腎臓、胃腸や血圧などに薬剤成分として弊害を作ることも知られているので、安全と思い込んで油断してはいけません。漢方薬も薬である認識は必要です。

その意味では、予防薬やサプリ、健康食品のように漢方薬を扱うことは、危険を伴うという認識が必要です。継続服用で説明したように、漢方薬の内容によっては、治療薬と言うよりも健康増進薬のような意義を持った構成のものもあり、そうした漢方薬なら、保健薬として常時飲むことはできます。ただ、そのときにも、薬は薬ですから、どういう働きかけをするのか、その働きかけが自分にとってプラスになるのかどうかの点検は必須です。

カゼの予防や、昨今のウイルス感染症への予防のために、身体の免疫力を増強する目的で、身体の傾きや相性とは関係なく、免疫増強の作用を追加する目的で漢方薬を服用する考え方もあります。拙著『新型ウイルス感染症の治療と予防の漢方戦略—パンデミックから命を守る』（医学と看護社）に詳細を紹介していますが、かといって、発症したときに使う治療薬を、発症前から飲んで予防するという考え方とはまったく違います。病気を予防するしくみ、病気にかかったときにそれと闘うしくみ、病気から命を守るしくみなど、身体にはそれぞれ違ったしくみがあるので、そのしくみを目的に応じて漢方薬で補強するという考え方をします。このように、治療の薬を早くから飲む予防の考えとはまったく違う視点から、漢方薬を予防薬として使う使い方は、有益な方法として大いに役立てられるのですが、専門的な考慮が必要と言わざるを得ません。

もっとも、ヨクイニンや板藍根《ばんらんこん》といった生薬単味のものには、その効果作用と目的が合っていれば（できればその作用と自分の身体の傾きとの相性に大きな問題がないことを本書で確認しておくとさらに安心ですが）、作用が単純なだけに、予防的な飲み方ができるものもあります。ただ、いくつもの生薬で特別な目的を持って組み立てられた漢方薬となると、もったいぶった言い方になるかもしれませんが、自分で見よう見まねで予防的に飲むのはやめておいたほうが無難です。

まず、病気を避けるために、漢方薬でも、単純にその病気の薬を予防的に飲むという考えは捨てて、漢方薬を選ぶにしても、自分の傾きを知って、その傾きに合った身体への援助をしてくれる漢方薬を選びましょう。そもそも、薬で予防しなくても、自分の身体の傾きを矯正する生活の工夫が病気から遠ざかる最大の手段になるのですから、その意味では、本書こそが、ご自身だけの最大の予防薬（?）なのではないでしょうか。

7章　身体や命と向き合う

1「体質」は変えられるか？

日頃、私たちが「体質」という言葉を口にするのは、身体の反応が普通の人とは違うときや、身体に起きた現象を医学や科学ではうまく説明できないときが多いようです。個人差を意識したときの言葉なのでしょう。

一方、東洋医学では「体質に応じた治療」や「体質改善」などとよく表現されて、東洋医学は「体質」という概念に馴染みの深い医学です。それは、東洋医学が個人差を大切にする医学であり、人間を取り巻く環境の影響を大切に考える医学でもあるからです。

同じ環境で同じように生活していても、体調や身体の反応が違うということはよく経験されます。環境から同じ刺激を受けているはずなのに、身体の反応がいろいろに形を変えて現われることが「体質」のひとつの特徴です。人間を一本の棒にたとえると、東洋医学では「体質」を身体の棒の傾きとしてとらえています。身体はいろいろなしくみが寄り集まって成り立っているので、身体の内側の事情にはひとりひとり違いがあります。その内側の事情の個人差によって、傾き方もひとりひとり異なります。

さらに、生活習慣や気候や環境などの力が、身体をいろいろな方向に傾けようと働きかけています。身体の内側の事情とそれを取り巻く生活や環境の力とが作り出すバランス状態が、身体の傾きとしての「体質」を決定します（166頁）。

「読体術」の視点で見れば、身体の内側の個人差は

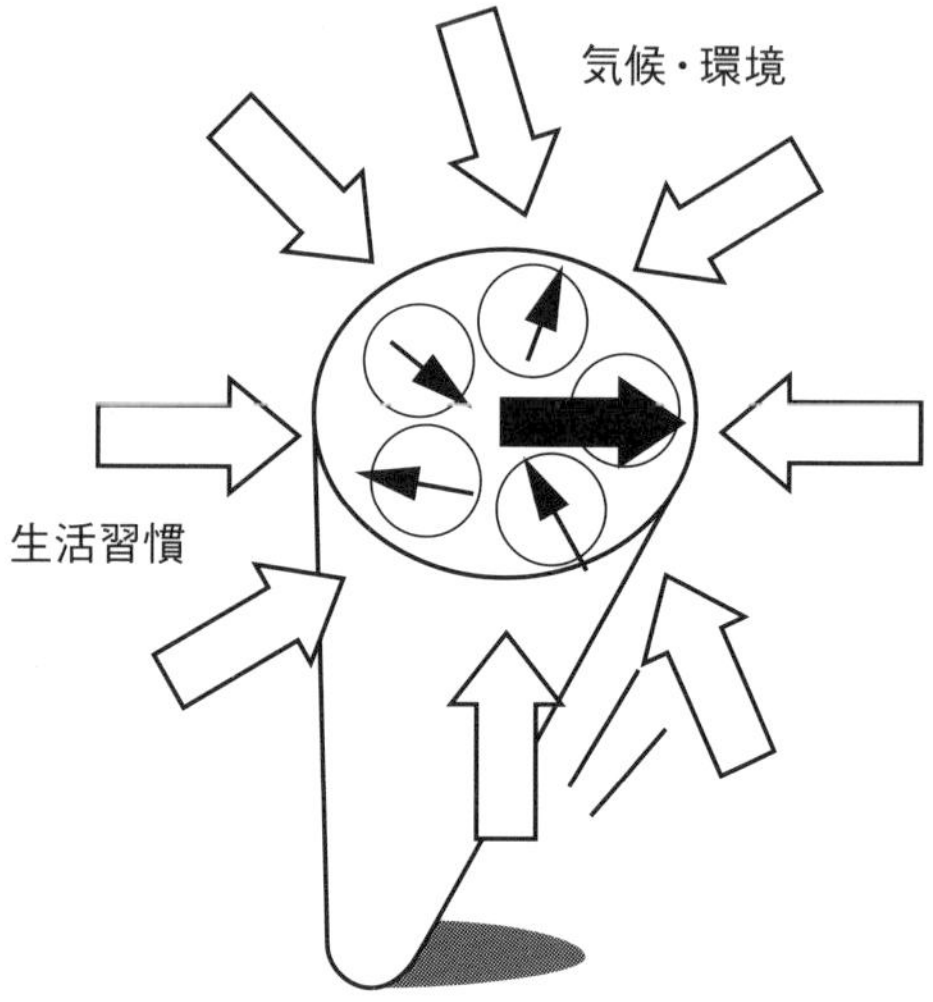

体質（身体の傾き）に働きかける生活・環境

陰陽バランスで生まれます。実際には、８タイプで見るように陰陽それぞれの過不足でいろいろな方向に複雑に傾くのですが、典型的な傾きとして、水や熱が多い少ないというように、それぞれの方向に傾いた人たちを考えてみましょう（１６７頁の図）。この人たちが冬の気候の中にいて、寒さと乾燥にさらされたとします。どの身体にも等しく寒さと乾燥の影響は加わるはずですが、バランスの取れている人や水の多い方向、熱の多い方向に傾いている人では、冬の気候の影響だけでは、身体は大きくは傾かず、比較的平気でいられます。しかし、熱が少ない人、水が少ない乾燥しがちの人にとっては、冬の気候の影響が、ほんの小さな力でも、簡単に身体の傾きを強めて、傾きが限度を超えて自力でもとへ戻せなくなると、病気となって現われます（１６７頁の図）。反対に水や熱が過剰な人では、湿度や暑さの夏の気候ですぐ体調を崩すことも、同様の理屈で理解できると思います。

「体質」というと、「先天的なもの」で変えられないという印象が強いかもしれません。持って生まれた素質は確かに変えにくいかもしれませんが、素質だけが「体質」を決めるのではなく、このように、身体の事情と、それに影響を及ぼす環境や生活の事情とで、最終的な「体質」の姿ができあがります。

身体のしくみは、機械の部品のように生まれたときに与えられたままで一生を過ごすわけではありません。植物が、小さな種から芽を出し茎を伸ばして葉を

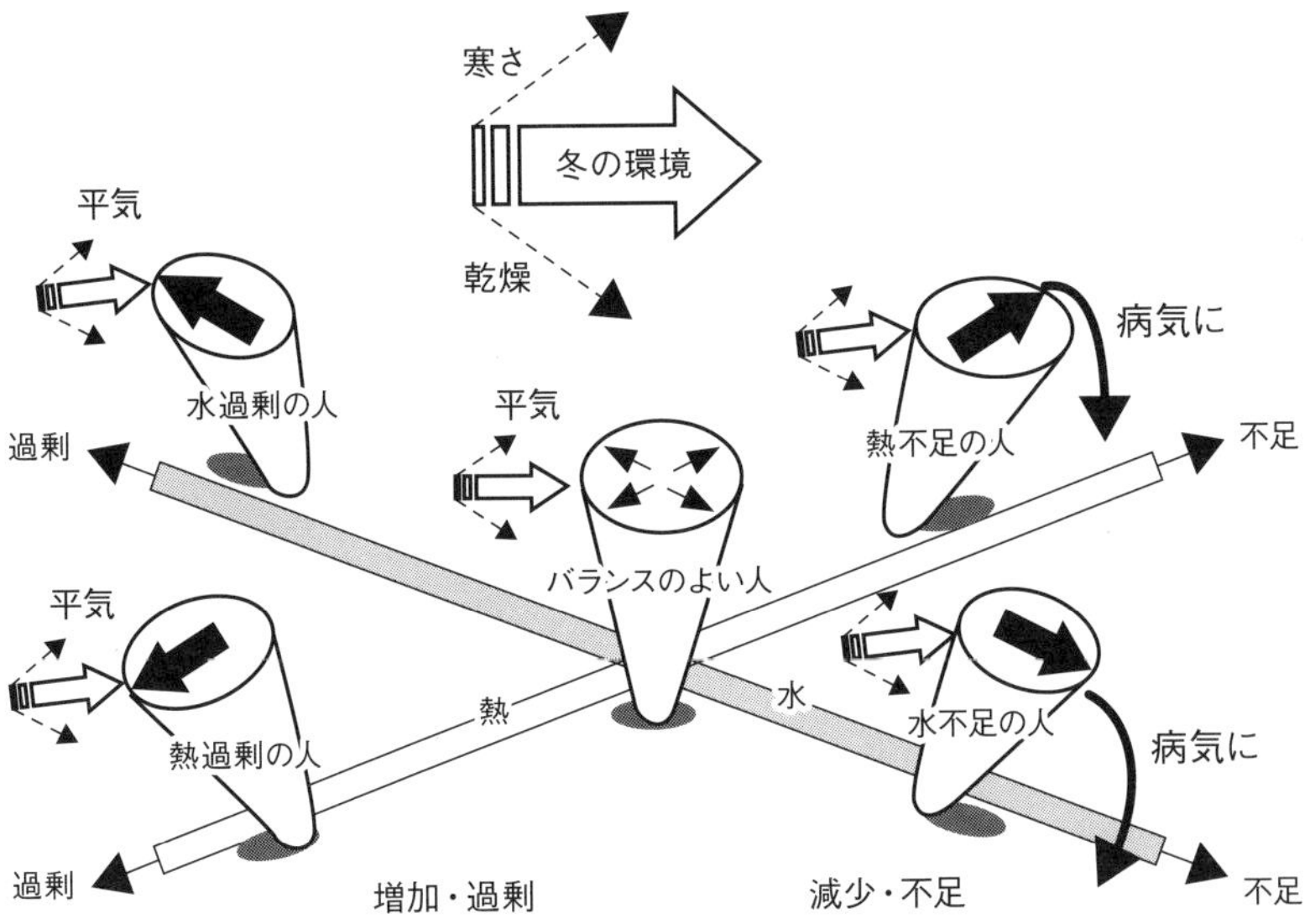

体質（陰陽の偏り）と環境刺激

乾燥と寒さが影響する冬の環境で簡単に病気になる人と平気な人との違いは
身体の水や熱の過不足による体質の傾きの様子で説明できる

茂らせてやっと花が咲くように、人の身体も時間をかけて成長しながら、いろいろなしくみを完成させる自然の手作り品です。成長の過程で生活習慣や環境の影響を受けて、身体の内側の事情そのものも変化します。持って生まれた身体の特徴を、生活の仕方でうち消したり、強めたりすることで、最終的な「体質」が決まります。ひとりひとり素材から少しずつ違ううえに、違った環境や生活習慣の中で作りあげられる「身体」という作品は、同じに見えても、外見だけでなく内側も、東洋医学的に見るとひとつとしてほかの人と同じものはないと言っても言い過ぎではありません。こうした事情がひとりひとりに特有の自分だけの「体質」を作るのです。

　このように考えると、自分の身体の特徴を知って、その性質を補ったり伸ばしたりすることで、身体の傾きとしての「体質」を変えることはできます。個人個人が示す身体の反応の特徴が「体質」なのですから、「体質」に、異常や正常、合格や不合格、善い悪いといった見方はありません。健康を手に入れるために、今の自分とは違った体質を目指す必要はなく、その人なりのバランス状態が保てれば、他の人と違う身体の傾き方でも、健康でいられるのです。

このことは、同じ生活でも「体質」によってその生活の善し悪しの意義が変わることを意味しています。身体に熱がこもりがちの人は熱を発散させる生活が必要ですが、冷え気味の人や水が過剰な人が同じ生活をしたら、傾きが余計ひどくなって病気になることさえあります。同じ目的地に向かうにしても、今自分がどこにいるかによって、その目的地までの道順や方法は千差万別であるように、体質を変える手段はひとりひとり違うのです。

生活様式には、それぞれに身体の状態を左右する力があります。ストレスの多い生活は身体に熱をこもらせます。睡眠不足は身体を乾燥させます。冷飲食が多いと身体の熱が少なくなり水の動きが悪くなります。こうした生活が続くと、もともとの身体の状態に関係なく、生活によって身体が傾きます。つまり生活が「体質」を創るのです。こうした生活の力を考えると、「体質を変える」という作業は、「身体を知って生活でうまく操縦する」作業だということがわかります。

体質が最終的に表在化するまでには、いくつかの身体の要因が重なり、またその身体要因を強める生活習慣と合わさることが必要です。漢方薬でできる介入は、身体の要因に対してだけです。食生活や生活習慣が身体に与える影響を無視しては、本質的な解決にはなりません。生活の中での問題点や良い条件を作るための視点を手に入れることこそ、本来の東洋医学の利点ということができます。「読体術」によって体質を鑑別することは、こうした生活の中での工夫に立ち入ることを真の目的としています。それができるのが東洋医学だからです。

2 病気が語りかけること

生活するということは、ある意味では身体を犠牲にし、傷つけるということです。そのため、少々のことなら身体は犠牲になりながらも、身体の主の言うことに「黙って」ついてきます。しかし、この犠牲が限界に近づくと、身体は「身体の声」として症状や不調感を訴えて、限界に近いことを身体の主に知らせてきます。これを無視して犠牲を強いる状態を続けていると、限界を超えて処理しきれない歪みが生じて病気になります。「身体の声」を「注意信号」だとすると、「病気」は「赤信号」。身体の力だけでは問題を解決できない状態に陥ってしまっています。

病気として現われた身体の不調は、生活の取組みだけではなかなか解決できません。もちろん、最善の生活条件を工夫することで回復する病気もたくさんありますが、特に慢性的に続くものでは、治療という手助けが必要になります。不調が続く場合は、躊躇せず必ず医療機関を受診することが必要です。問題の原因を探り、解決策や対策を立てることは、大事なことです。

ただし、治療を受けているからといって、今までと同じ生活を続けていたら、完治は望めません。病気が意味する身体の負担を理解して、その負担を軽くする生活に変えることが大切です。生活の工夫だけでは病気を治せないかもしれませんが、見方を変えれば、生活の工夫をしなければ、いくら治療をしても治療だけでは病気は治せないと言っても過言ではありません。

病気という形で身体が訴えていることを理解して身体の言うことを聞いてあげれば、そのことが治療の効果を高め、それだけでなく、まだ顕在化していない身体の歪みを治すことにもつながります。これが「未病を治す」の発想です。病気をきっかけに生活を見直すことで「未病」を治すことができれば、病気をして得をしたことになります。

「読体術」を、まずは病気にならない術として活かし、もし病気になっても、今度は病気をして得をする術として最大限活用していただけたら、これに勝る喜びはありません。

3 病気ってなに？

体質を改善することで病気になりたくない、そう思って本書を手にして下さった方も多いと思います。

では「病気」とは、一体なんでしょう？

生きることは身体を使うこと。使えば、身体はある程度は壊されながら一生を送ります。検査で異常値の指摘を受けたり、身体の何かの支障に対して診断名がついたりすることを「病気」だとすると、私たちは生きている限りいつかは必ず病気になると言っても言い過ぎではないかもしれません。それを避けることは、さすがに「読体術」でも無理かと思います。

私は、身体の異常や機能障害の存在そのものが「病気」なのではなく、不具合による実際の生活の支障以上に、身体の不具合に「心が串刺し」になって「患い」、不具合をなくすことや不具合を避けることに生活の多くの時間を奪われることこそが、「気」が「病んだ」「病気」の姿だと感じています。身体の具合が悪いなりにその日を有意義に生きることが「健やかな姿」であり、その姿こそが、心が不具合に串刺しになって「患う」疾「患」や、不具合から意識が離れず「気」が「病む」「病気」とは縁のない姿だと確信します。

4　健康に生きることの意味

健康に生きるとは、病気にならず異常のない時間を過ごすことではなく、身体を犠牲にしながらも、人に役立ち、社会に何かを残すことを目指し、それができない状況や環境でも、何かを手に入れて自分の中に何かを残す時間をつなぐことだと考えています。生きるということは、身体を使って身体を壊していくことです。身体の異常や病気がないことを健康だとするならば、生きる時間が長くなればなるほど、健康に生きることから遠ざかることを意味します。性能のよい包丁を、ていねいに手入れして、一度も使わずケースに入れて大事に飾っておくように、身体をどこも何も異常なしに手入れすることを最優先する生活を送って、結果、何も手に入れられない一生を終わるのを、私は望みません。

健康を手に入れることや病気を予防するための生活を考えるのはもちろん悪いことではありません。でも、過去の病気や不調にとらわれたり、将来の見えないものに目を奪われたりして、その解決や予防のためだけに「今」を費やすことは、最ももったいない生き方ではないかと感じています。

次の瞬間何が起きるか予測がつかないことが、命にはつきまとうものです。「今」というこの瞬間を、豊かに楽しく紡ぐことが、「気を病む」病気にならず、病気はあっても元気に生きる、健（すこ）やかで康（やすら）かな生き方につながるのではないかと感じています。

読者の皆様のそんな「すこやすらかな」毎日に、本書の中のいろいろな提案が、少しでもお役に立てたなら、嬉しい限りです。

著者紹介

仙頭　正四郎（せんとう・せいしろう）

仙頭クリニック院長、医学博士。

日本東洋医学会漢方専門医、日本内科学会認定内科医。

1957年、高知県生まれ。東京医科歯科大学医学部卒業、同大学大学院修了、ハーバード大学医学部研究員を経て、東京医科歯科大学医学部助手・非常勤講師・臨床准教授、順天堂大学医学部非常勤講師などを勤める。1990年に漢方診療を専門とする仙頭クリニックを開設。東京(文京区大塚)、大阪、京都と診療の場所を移しながら、2018年より現在の東京都文京区本郷に戻り、全科を扱う漢方治療を行なっている。

一般向け、医療者向けに市民講座、定期講演、多数の書籍発行、マスコミ出演など多方面に活躍し、東洋医学普及に力を注いでいる。

症例でわかる東洋医学
読体術
8つの体質と漢方薬活用　　健康双書

2023年1月20日　第1刷発行

著者　仙頭　正四郎

発行所　一般社団法人　農山漁村文化協会
〒335-0022　埼玉県戸田市上戸田2丁目2—2
電話　048(233)9351(営業)　048(233)9372(編集)
FAX　048(299)2812　振替　00120-3-144478
URL　https://www.ruralnet.or.jp/

ISBN978-4-540-21132-4　DTP製作／㈱農文協プロダクション
〈検印廃止〉　印刷／㈱光陽メディア
©仙頭正四郎 2023
製本／根本製本㈱
Printed in Japan　定価はカバーに表示
乱丁・落丁本はお取り替えいたします。

農文協の図書案内

健康双書

はたらく女性のためのボディワーク
腰痛・肩こり・疲労　からだの声を聞く

原田奈名子 著

A5判　108頁　1600円＋税

1日の生活や仕事の流れに沿って簡単にできるからだのお手入れ術と、からだの言い分に耳を傾けて不快な症状を緩和するお手入れの原理を解説。時間をかけて行なうお手入れやからだを守る生活術も伝授するミニ百科。

ブレインジム
発達が気になる人の12の体操

神田誠一郎 著

A5判　156頁　1400円＋税

教室に座って一斉授業を受けることに耐えられない子どもたちでも、頭がすっきりして集中できる12の体操を紹介。なぜ体操に効果があるのかを、彼らに特有の感覚世界が生じる原始反射の仕組みからも解説する。

心の健康を育むブレインジム
自分と出会うための身体技法

五十嵐郁代・五十嵐善雄 著

A5判　224頁　1700円＋税

医者に診てもらっても、心の不調がなかなか改善しないのは、医者に頼り過ぎでは？　自分で体を動かすことで自己治癒力を引き出して、体と心を健康にする方法を伝授。体と心が健康になることで、服薬量も減っていく。

ホリスティック医学入門
治りにくい病の根源を探る

降矢英成 著

A5判　196頁　1700円＋税

治りにくい慢性症状が改善するホリスティック医学の治療法を紹介。慢性症状の8つの事例を入り口に、身体―心―魂・霊性―環境という全体的な視点から病に迫る。患者と医師が共同して病のサインを読み解いていく。

（価格は改定になることがあります。）

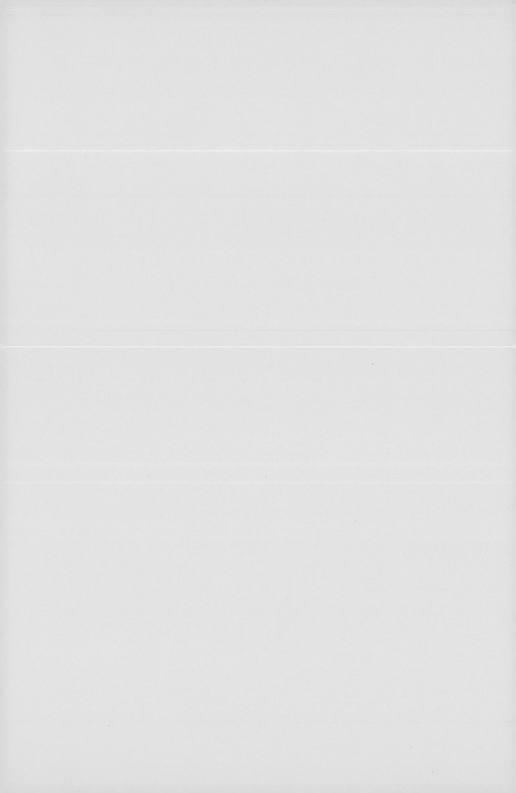